U0302063

THE
BRAIN
BOOK

脑力赋能

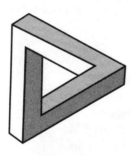

〔英〕菲尔·多布森(Phil Dobson) —— 著

杨献军 —— 译

中国友谊出版公司

图书在版编目（CIP）数据

脑力赋能 /（英）菲尔·多布森著；杨献军译. ——
北京：中国友谊出版公司，2019.11

书名原文：The Brain Book

ISBN 978-7-5057-4803-3

Ⅰ.①脑… Ⅱ.①菲… ②杨… Ⅲ.①大脑—机能—
普及读物 Ⅳ.① R338.2-49

中国版本图书馆 CIP 数据核字 (2019) 第 213586 号

书名	脑力赋能
作者	[英]菲尔·多布森
译者	杨献军
出版	中国友谊出版公司
发行	中国友谊出版公司
经销	新华书店
印刷	天津中印联印务有限公司
规格	787×1092 毫米　32 开
	7 印张　104 千字
版次	2019 年 11 月第 1 版
印次	2019 年 11 月第 1 次印刷
书号	ISBN 978-7-5057-4803-3
定价	42.00 元
地址	北京市朝阳区西坝河南里 17 号楼
邮编	100028
电话	(010) 64678009

赞　誉

　　随着我们对时间与注意力的要求不断增加，我们逐步认识到如何处理大脑产生的压力是提高工作效率的关键所在。在改进日常工作流程方面，《脑力赋能》提供了一种检验各种技巧与工具的快捷方法。

——克里斯·奥尼尔（Chris O'Neil），

印象笔记（Evernote）首席执行官

　　这不仅是一本重要的书，而且也是人生指南。我们从未接受过有关大脑奥秘、如何用脑以及如何充分发挥大脑作用等方面的教育。如果你想提高自己的效能与创造力，甚至减轻压力，无论你走到哪里，都应该随身带上这本书。

——杰克·杜宾斯（Jake Dubbins），

邦蒂媒体（Media Bounty）总经理

　　如果你可以影响自己的大脑，提高自己的效能，你难道不想尽量了解所有情况吗？这本书就是你的起点。菲尔·多布森将科学知识与人生经历完美结合起来，同时又提出了一些你可以立即付诸实施的简单实用的小建议。

——朱迪·戈德伯格（Judy Goldberg），

神奇转变（Wondershift）创始人

这是一本引人入胜、很有帮助的好书。我在此推荐这本书无须多想，由衷称赞。

——佩特拉·卡里尼兹（Petra Kulynycz），

杰米·奥利弗餐饮集团（Jamie Oliver Restaurant Group）

学习与发展部主管

目 录 CONTENTS

前　言

为何我们对大脑了解甚少?

我们所做的一切均与大脑有关，但是从未有任何一本书讲述大脑与高效思维。

我们终生忙碌，长时间工作，很难有时间顾及自己，因此健康受到损害。同时，我们也很少有时间顾及别人，同亲朋好友的关系也因此受到影响。我们感到身心疲惫，或者觉得难以集中精力，但是我们唯一能做的却是加倍工作。

真正的解决办法是更加聪明地工作。

本书的写作宗旨是根据我们已有的大脑知识，帮助你了解一些更加聪明地思考、工作的原则。

首先，我们来看看如何提高大脑的整体健康水平与功能。之所以从这点开始讲，是因为你需要学习提升自己的整体能力。其次，教你更好用脑的秘诀，帮助你提高效率与创造力，增强记忆力。在本书的最后部分，你将会了解如何训练自己，通过内心演练来提高自己在各方面的表现。

　　建议读者要像使用学习手册一样使用本书，经常查阅。现在，请立即着手改变自己，并将其视为一个学习过程。积极尝试，学以致用，最终你将获得圆满成功。

我的亲身经历

　　我曾经是一名业务开发主管，但是我把大部分时间都用在了音乐创作上。2007年，我摔伤了脚踝，这件事使我的职业生涯发生了意想不到的变化。我重新接受了催眠治疗师培训，两年后，我的诊所在伦敦开业。

　　成为一名催眠治疗师的亲身经历对我产生了深远影响。我们对自己的情绪、行为与经验可以产生很大影响，这一点使我感到非常震惊。我比以往任何时候都更加意识到我们对大脑的了解是多么肤浅，意识到进一步了解大脑会使我们从中受益匪浅。

　　我详细分析了自己作为一名治疗专家所学到的各种原则，并将这些原则与我在攻读心理学学位时获得的知识结合起来，开始与各家企事业单位合作，教人们在工作中如何应对压力。

我想对催眠有更深的了解，所以便开始学习神经科学。当时我是个自由职业者，也比以前更热衷于"聪明"的工作方式。我觉得了解神经科学也会在这方面对我有所帮助。

我对大脑了解得越多，应用得越多，事情就变得越容易。我发现了一些提高脑力效率的策略、提高工作效率的系统方法，以及有助于增强创造力的各种技巧。

我现在和世界各地组织机构的领导者们一起开展合作，帮助他们运用有关大脑的知识提高工作绩效。本书汇集了一些他们认为最有价值的真知灼见。

你的学习实践历程

阅读以下每章的内容简介，然后简略浏览本书全部内容，这会使你对各个章节有大致了解，有助于增强记忆效果。

1. 高效的起点：从超级大脑开始

我们将从大脑的角度出发，探讨如何为脑力最佳状态创造各种条件。你将学会如何应对压力、提高睡眠质量，如何通过运动与营养提高工作效率，保持大脑的年轻状态与适应能力。

2. 高效的保障：超级大脑释放能量

接下来，我们将探讨如何提高你的日常工作效率，教你学会运用各种方法来更好地确定事情轻重缓急的顺序，从而管理脑力，增强注意力，提高工作效率。

3. 高效的升级：超级大脑的创造力

我们将继续剖析你的创造性大脑，让你了解整个创造过程的特点、创造思维的类型，明白为何我们在闲暇时会产生灵感。你将学会如何提高解决问题的能力，以不同的方式思考，产生更多、更好的创意。

4. 高效的秘诀：超级大脑的记忆力

本章讨论大幅度增强记忆力的有效途径。你会从中了解到整个记忆过程的特点，学会运用最有效的记忆术来改善我们对列表、名称以及阅读过的所有内容的记忆效果。

5. 高效的调整：超级大脑需要冥想

在本章中，我们将探讨如何运用冥想法逐渐在你的大脑中产生可以衡量的变化结果。你会发现通过正念与冥想技巧可以调节情绪，增强注意力，促进健康和幸福。

6. 高效的挖掘：超级大脑拥有无限潜能

在本章中你会了解如何通过引导大脑的注意力对大脑进行"编程"，学会通过内心演练来提高你的效能与技能，调节情绪反应。

7. 要点回顾

最后，我们将对每一章中最有价值的见解进行重点回顾。几个月后，当你再次阅读本书时，这对你会很有帮助。

如何使用本书

考虑期望的结果：通过阅读本书，你要学到什么？你希望有何收获？对你有何益处？你能做什么？你可以期望在自己的头脑中创造一个代表你未来的形象，这有助于你根据期望来改变自己的行为。

创造正确的学习状态：你现在知道什么？你的身体怎么样？你有多么专注？暂停片刻，闭上眼睛深呼吸。当你睁开眼睛的时候，就不会那么心烦意乱，而是处于一种效果更好的学习状态。

行动与监督：我要在本书中阐述各种原则，提出实用的建议，介绍各种技巧。你要随时写下读书笔记，可写在书页上，也可写在便于你看到的地方。应用书中学到的技巧时，要注意出现的情况。改变不奏效的地方，在成功的基础上再接再厉。

第一章

高效的起点：从超级大脑开始

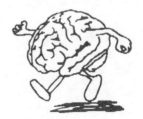

改善大脑健康是最重要的起点，因为它相当于提升你的整体能力。精心呵护大脑，它就会在所有层面上发挥更佳作用。

你可能是健身房会员，或者以其他方式投资自己的身体健康，但是你却让大脑自己照料自己，相信它自会尽职尽责。你认为身体健康与精神健康哪个更重要？

我经历过多次骨折，然后才明白自己平时多么不重视健康。只有当我的四肢都打上了石膏，我才意识到手臂、手腕和脚踝多么有用。我不想有一天醒来，意识到自己一直没有重视心理健康。到事情发生的时候，可能已经为时已晚。

改善大脑健康是目的

■ **提高认知能力。**你的脑力与敏捷反应会得到提高，头脑更加敏锐，有助于你更好地工作。

■ **提高学习能力。**你的大脑对经验与环境的反应会进一步增强，而且会变得更加灵活，这就是大脑的"神经可塑性"。

■ **促进长期心理健康。**我们对老年痴呆症等疾病的了解越多，就越会将它们视为由生活方式引起的疾病。在大脑健康上投资，可以预防未来认知能力下降。

感觉模型：运转超级大脑

改善大脑健康的 5 个步骤

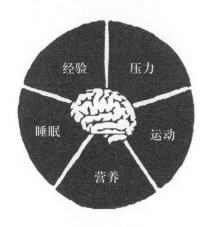

　　我认为，感觉模型反映了影响大脑健康的 5 个关键因素：

- S：压力（stress）。
- E：运动（exercise）。
- N：营养（nutrition）。
- S：睡眠（sleep）。
- E：经验（experience）。

我们要详细研究这个模型，而且在这个过程中，我建议采用一些简单的方法确保大脑在最佳状态下工作。

最佳压力：超级大脑的活力

你是否注意到，当你感到有压力或工作负担过大时，很难清晰地思考，你的记忆力或决策能力也会受到影响？因为压力会让你变蠢。

你可能喜欢同时处理很多项目，接受挑战，永远去适应意想不到的情况，但是你的大脑会感受到不确定性和复杂性的威胁。如果你感到特别有压力或精力不足，神经系统便以影响大脑功能的方式做出反应。如果压力超过了有益的程度，就会导致认知障碍。

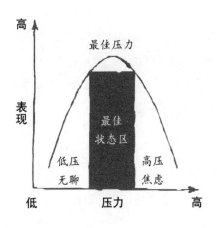

为何你的效率开始下降

要理解为何压力会削弱你的思考能力，从压力形成的角度出发是有帮助的：这是对感知到的威胁做出的反应。人类面临威胁时，就会迅速出现复杂的现象。想象一头熊现在走进了你的房间……

■ **身体做出的反应。** 心率升高，呼吸加快，肌肉做好了行动准备。你的交感神经系统让身体做好"战斗或逃跑"的准备。

■ **大脑做出的反应。** 当熊靠近时，你需要迅速做出决策，根本没有时间深思熟虑或制作电子表格。你的大脑通过抑制推理与"执行功能"剥夺了前额叶皮质（PFC）[1]的可用资源，所以你的思维不会减慢你的行动速度。毕竟，你很少通过和熊讲道理来躲避危险。

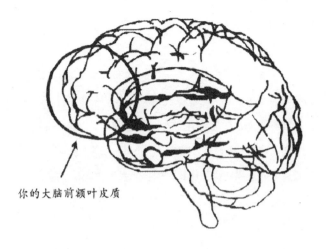

你的大脑前额叶皮质

　　想象一下你正在工作。你有很多事情要做，这时一件意想不到的紧急任务出现了，你的神经系统无法将身体威胁同精神负担过重区分开来。因此，你的大脑反应就像熊再次出现一样：当你的身体准备战斗时，心率和呼吸都再次加快，推理和批判性思维也受到抑制。

　　受到威胁时，执行功能降低，这会形成一种进化优势，帮助你保持活力。如今它体现出一个现代缺陷，损害你的健康和思维，还可能损害你的大脑。

应对压力的 3 种方法

战斗或逃跑反应是一个很好的范例，能够说明你的大脑与身体是如何作为一个系统共同工作的。为了在压力下保持效能不变，你需要有能力调节这个系统。正如现代心理学之父威廉·詹姆斯（William James）所说的那样："所有教育中的重要使命是让我们的神经系统成为我们的盟友，而不是敌人。"

为此，把你的神经系统分为生理、情绪和思维 3 个部分。各部分相互关联的这个系统同时以"自上而下"和"自下而上"的方式运作。因此：

- 思维会影响你的感受，进而影响你的生理状态（自上而下）。

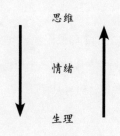

- 生理状态影响你的情绪，进而影响你的思维（自下而上）。

只要调节这个系统的任何一部分，就会影响其他部分，因为它们是密不可分的。由此产生了3种方法来应对压力，从而改善你的大脑健康状态：

调整生理状态

如果你感受到压力或焦虑，感觉到你的脑力可能受挫，不妨尝试以下各种解决办法：

■ **注意调节呼吸**。感到压力时，我们的呼吸往往会局促，而且是用胸腔呼吸。要放慢呼吸速度，用腹腔呼吸。你现在呼吸怎么样？这可能就是你想要的状态。

■ **冥想或正念修炼**。随着时间推移，调节生理状态的最佳方法之一，就是冥想或正念修炼。两者都是宝贵的技能，应该单设一章（参见第五章内容）。如果你想马上开始修炼，请试用"顶空"（Headspace）正念软件。

■ **练习渐进放松**。现在试做下方的练习。你可从中学会如何调节自己的生理状态，帮助自己进入一个继续阅读本书的良好学习状态。

练习：渐进放松

1. 在椅子上坐好，双脚平放在地板上，双手放置于膝部，然后闭上眼睛。

2. 花 5 分钟时间放松全身。首先把注意力集中在脚趾上，然后有意识地放松脚趾。有些人喜欢先绷紧肌肉，然后再放松。脚趾一放松，随后放松双脚、脚踝、小腿、膝盖、大腿等部位，一直到头顶，包括脸部。

3. 练习完成后，在自己掌握的时间内睁开眼睛。

要想获得有指导的音频帮助，请访问以下网址：www. brainworkshops. co.uk/brainbook。

通过刻意放松肌肉和减缓呼吸速度，可以降低皮质醇水平，激活副交感神经系统，使身体进入休息与修复状态。经常这样做能够改善健康状态，促进睡眠，更容易发挥推理与决策等高级认知能力。

调整情绪状态

你可能认识一些面对压力处置不当的人，还有一些需要压力刺激才能达到最佳状态的人。每个人对压力的反应不尽相同，因为我们有着不同程度的情感应变能力。

为了提高适应能力，使你更容易对压力做出有效反应，应该做好以下 3 点：

■ **抽出时间做你喜欢做的事情。**抱有积极的态度，则更可能将压力视为挑战而不是威胁，通过压力提高而不是降低你的工作绩效。为了维持现有的工作绩效，你需要腾出时间去享受工作之外的乐趣。

写下你最喜欢做或者给你带来最大活力的 5 件事情。多抽出点时间做这些事，至少预先安排几天时间，将其反映到你的日历中。

■ **开发你的"控制点"**。如果你觉得能够控制自己，事情就不会那么充满压力，因为你变得更机智了。你可能无法控制外部条件，但是你可以控制自己对事物做出的反应。

写下最让你沮丧或者耗费精力的 5 件事情、活动或者人物。对此，你如何以一种对自己影响较小的方式做出反应?

■ **记住你的目的**。目的明确时，你的适应能力就会增强；当你朝着自己认为有意义的目标前进时，你会变得更加机智多谋。

如果感到压力很大或者时间难熬，要提醒自己想一想目前你正在做的事情是为了什么。

调整认知状态

最后，你可以每天开展冥想修炼，培养很强的适应能力。但是如果无法有效管理自己的任务和项目，你的整个身体便会因为认知负荷过重而重新面临压力。管理好自己的认知状态同其他压力干预手段一样重要：

■ **每周清理大脑**。这是减少认知负担的最快捷的方法之一，有助于你把需要做的事情具体化，立即使大脑的状态变得更好。

■ **开发一套工作系统，防止出现超负荷状态**。有效且无压力的工作方法，也应该单独分析论述。为此，本书专设一章进行探讨。

■ **开展冥想或正念修炼**。参见第五章，学习如何通过冥想来管理自己的认知状态。

关键提示

你现在知道压力是如何影响大脑与思维的，也知道具体应该采取什么应对措施。

- **注意观察如下压力迹象**：感觉不堪重负或心理负担过大、失去平衡或失控、做出错误决策、易冲动、疲劳、睡眠紊乱、心率加快、身体僵硬、消化不良、很想吃甜食。

- **调整生理状态**：进一步注意你的呼吸，必要时通过减缓呼吸速度来调整呼吸。抽出时间放松自己，学习通过冥想调整身心，如本书后面章节所述。

- **调整情绪状态**：抽出时间做你喜欢的事情，发展你的控制力，提醒自己注意目标。

- **管理认知状态**：定期清理头脑，运用第二章中阐述的所有原则。

现在让我们继续学习感觉模型的其余部分内容，以及另外 4 种改善大脑健康的方法。

必备运动：超级大脑的调节器

我不认为自己是一个严格恪守"晨间惯例"的人，但我确实尽量每天早上在开始工作前至少步行 20 分钟。我认为这是一个增强注意力与一整天能量水平的最佳方式。

短期脑力状态

像任何器官一样，大脑需要氧气和葡萄糖来正常运作。运动时，心率加快，血液循环得到改善，更多的氧气和葡萄糖会流向大脑，使它能更好地工作。

运动是提高认知效率的一个最简便方法。你不必长时间运动就能体验到各种益处。伊利诺伊大学的一项研究发现，步行仅 20 分钟的学生，在认知测试中的表现明显优于静坐的学生。[2]

你上周有几天没有运动？你每天工作所用的时间可能超出实际需要的时间。

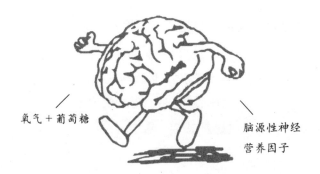

氧气 + 葡萄糖

脑源性神经营养因子

长期心理健康

运动也有助于预防痴呆症。[3] 据说，这是因为运动可促进脑源性神经营养因子（BDNF）的产生。BDNF 是一种在神经形成和新脑细胞形成的过程中发挥重要作用的蛋白质，是神经可塑性的重要调节器，也是学习的基本机制。因此运动也有助于学习。

- 灰质（grey matter）指的是神经元。
- 白质（white matter）代表神经元之间的联系，也就是它们的沟通渠道。
- 运动能促进蛋白质的产生，使你的体内增加更多的灰质与白质。

通过运动改善大脑健康的 3 种方式

■ **每天早晨上班前适度运动 20 分钟**。如果时间不允
  许，可考虑短期高强度间歇训练（HIIT），把运动
  视为大脑的"氧气早餐"。

■ **一天多休息几次**。休息时，要动起来。注意增加血
  液流量，而不是燃烧卡路里。

■ **每周至少开展 3 次长时间的有氧运动**。研究表明，
  为了降低患痴呆症的风险，需要通过有氧运动（如
  快走、跑步、骑自行车或游泳）排汗 30 分钟或更
  长时间。

加强营养：超级大脑的能量

我知道你不需要别人告诉你吃蔬菜，但是却有必要了解你的大脑特别喜欢什么食物。

大脑最喜欢的饮食

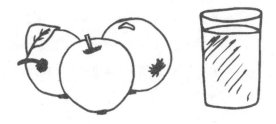

大脑健康与营养研究领域得出的最常引用的建议是：遵循地中海饮食模式＊。⁴针对纽约市 2000 多名平均 76 岁的居民进行的一项研究发现，那些有地中海式饮食习惯的居民患阿尔茨海默病的风险降低 68%。⁵

＊地中海饮食模式：指有利于健康的简单、清淡以及富含营养的饮食。

如果你饿了，也喜欢地中海的声音，应该吃一些新鲜的天然健康食品、瘦肉蛋白、有益健康的脂肪、水果、各种各样的新鲜蔬菜（尤其是绿色的、多叶的）、豆类、全谷物食品、种子和坚果。

一些特殊食物以其保护神经功效而闻名：

■ **水**：充足的水合作用对于保持精神状态至关重要，这经常被人忽视。你的大脑中 70% 以上是水，脱水会对你的注意力、精力和情绪产生负面影响。[6]每天从喝一大杯水开始，把水想象成"随时可用的智能药物"。

■ **鱼和海鲜**：多吃一些含油脂的鱼，比如鲑鱼、金枪鱼、沙丁鱼和鳟鱼，它们富含大脑所需的脂肪。尽管人们普遍担心脂肪，但是超过 2/3 的大脑干重 * 是脂肪。特定脂肪（中链甘油三酯，又称 MCT）可改善大脑功能；[7]鱼还富含欧米伽 3 脂肪酸，尤

---

* 干重：在生物学上，指细胞除去全部自由水后的重量。

其是 DHA（二十二碳六烯酸，俗称"脑黄金"），有助于促进神经功能的健康；[8] 椰子油可为素食者提供高水平的 MCT。

■ **蔬菜和绿叶蔬菜**：毫不奇怪，你的大脑也需要维生素。你希望自己的饮食富含蔬菜和绿叶蔬菜，以帮助维持足够的维生素 C、维生素 E[9] 和维生素 K[10] 含量，使大脑敏锐高效。

■ **鸡蛋**：蛋黄是饮食中最丰富的胆碱来源之一。胆碱是乙酰胆碱的前体，后者是保持记忆力清晰所需的一种重要神经递质素。[11] 遗憾的是，巧克力蛋的作用有所不同。

■ **坚果**：核桃富含欧米伽 3 脂肪酸与维生素 E。巴西坚果富含硒，可改善大脑健康。[12]

■ **种子**：亚麻籽是极好的大脑零食，因为它们富含欧米伽 3 脂肪酸；而南瓜籽是锌的良好来源，对保持记忆很重要。[13]

■ **浆果**：蓝莓、黑莓、草莓和樱桃富含抗氧化剂。抗氧化剂来源很多，有助于调节损害脑细胞的氧化应激反应（oxidative stress）。因此，富含抗氧化剂的饮食会降低老年相关疾病（如痴呆）[14]的影响。

■ **姜黄**：姜黄中含有大量姜黄素，这是一种抗氧化剂和抗发炎剂。姜黄有助于保护神经组织并促进新脑细胞的生长。[15]

■ **橄榄油**：另一种优质食用油——研究表明，在饮食中添加橄榄油有助于改善大脑功能（但不要直接喝橄榄油）。[16]

■ **绿茶**：绿茶通过其解毒和消炎特性，起到神经保护作用。[17] 此外，红茶也有抗氧化作用。

注意事项

■ **糖**：糖的摄入与阿尔茨海默病之间的关联很大，以至于阿尔茨海默病通常被称为"3型糖尿病"。大脑需要每种形式的葡萄糖，但是碳水化合物含量高的饮食会导致胰岛素抵抗，从而增加患痴呆症的风险。[18]糖也会减少参与学习过程的脑源性神经营养因子的产生数量。[19]当然，水果与复合碳水化合物还是需要食用的，只是应该小心加工食品和饮料中添加的糖分。

■ **高血糖指数食物**：血糖指数（GI）是反映食物引起人体血糖升高程度的指标。高血糖指数食物（比如白面包、意大利面、白米、土豆、大多数谷类食品与许多流行小吃）被迅速分解，导致血糖快速上升。如果你正从运动锻炼中恢复过来，这可能很有帮助，但是它会导致能量迅速下降，使人无法集中精力。午餐时不要吃这些食物，这样在下午你可能会感到思维更敏捷。

■ **维生素 D3**：众所周知，它在维持神经功能方面起着重要作用。[20]这种维生素是通过晒太阳在光合过程中合成的。因此，在冬季应尽量多晒太阳，午饭时间最好到外面去。如果你觉得阳光不足，可考虑服用维生素 D3 补充剂。

■ **禁食**：最近出现了断断续续的禁食现象（例如，5：2饮食模式*），有关研究提供了一些令人信服的理由。禁食同延长小鼠寿命、免疫系统再生和改善大脑健康（主要是由于产生的 BDNF 数量增加）有关。[21]但是，身体与大脑需要食物才能发挥作用。我还没有见过营养学家只是开禁食处方，而不重视健康、平衡的饮食。许多人（包括我自己）会从减少卡路里摄入中获益。但是如果你想尝试禁食，请先咨询你的医生。

■ **促智药物（Nootropics）**：来源于希腊语 *noos*，意为"心智"，泛指促智药物，用于提高认知能力。莫达非尼（Modafinil）用于提高注意力，吡拉西坦（Piracetam）用于改善记忆，L–茶氨酸 (L-theanine)用于提高机敏性，甚至有人提倡使用微量致幻剂来提高认知能力。所有这些听起来可能很诱人，但值得注意的是，人为地提高人体内一种物质的含量可

---

*5：2饮食模式：把一周 7 天时间分为 5 天和 2 天。其中 5 天正常饮食，另外 2 天禁食。

能会使你的整个身体系统失去平衡。而且一些研究人员认为，促智药物可能会危害大脑的长期可塑性。对于促智药物，应谨慎为好。

关键提示

- 按着地中海饮食习惯，多吃含油脂的鱼和海鲜，还有各种各样的新鲜蔬菜。

- 少吃糖，少吃精制碳水化合物与加工食品。

- 醒来时喝半升水，在一天中通过喝水和绿茶保持身体水分充足。

- 如果预感到整天会用脑过度、疲惫不堪，考虑早餐吃鸡蛋和菠菜，午餐摄入蛋白质和复合碳水化合物（蔬菜和全谷类），另外，吃一些种子类食物和坚果，在一天中保持身体水分充足。

培养睡眠：超级大脑的觉醒

在 2010 年，英国医生开出了 1500 多万张安眠药处方。[22] 自 2000 年以来，能量饮料的销量也增长了 75%。[23] 看来，我们既不能入睡，也不能保持清醒。

考虑到睡眠的乐趣，我惊讶地发现我们当中的一些人反倒很愿意放弃睡眠。是的，我们都很忙碌。但是我们在疲惫的时候开始做出错误决策，无法区分重要工作和不重要的工作。我们的工作量增加了，因此工作时间更长，睡眠时间也更少。

为了完成更多的工作而牺牲睡眠的做法是错误的：减少睡眠，也许有更多的时间去工作，但是你却不具备完成工作的认知能力。

应该睡多长时间？

我需要睡觉。我在白天要工作 8 个小时，晚上要睡

10 个小时。

——比尔·希克斯 (Bill Hicks)，美国脱口秀喜剧演员

我们大多数人在睡足 7~9 个小时后工作状态最好。[24]
有些人认为他们需要较少的睡眠时间，这只是因为我们往
往不知道自己的状态在多大程度上会受到不良影响。

睡眠不足的代价

睡眠不足会影响到逻辑推理、决策、记忆、注意力与
反应时间。[25] 研究发现，睡眠不足具有积累特点。如果你
连续 5 天每晚睡眠不足 6 小时，你的认知能力就可能下降
到 48 小时不睡觉的程度。[26]

多年睡眠不足，你会患上皮质萎缩症，大脑开始萎缩。[27]

睡眠周期

为了培养健康的睡眠习惯，了解睡眠是有帮助的。
你可能已经知道你的睡眠具有周期性。在每 90 分钟的睡

眠周期中，你的大脑会经历不同睡眠阶段，这与脑电图（EEG）设备测量大脑的不同"状态"相关。一般来说，睡眠分为深度睡眠（慢波睡眠，solw-wave sleep）与快速眼动睡眠（REM, rapid eye movement sleep）。

前几个睡眠周期，在你入睡后不久，是以大量的深度睡眠为特征的，此时你的身体会产生生长激素。这有助于促进身体的恢复。

随后的睡眠周期，在夜间睡眠的后半程，往往涉及更大比例的快速眼动睡眠（与做梦有关），这可以促进学习、记忆与精神恢复。

5个睡眠周期（7个半小时）比4个睡眠周期（6个小时）能让人恢复更多的认知能力，从而促进出色的心理功能。如果睡眠不到6个小时，你就真的开始受苦了。

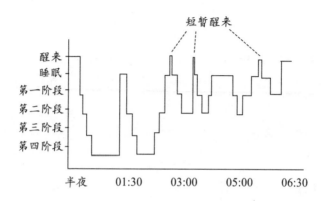

睡眠结构图

睡眠排毒

大脑也会在你睡眠的时候排毒。在你醒着的时候，大脑中的电流与化学活动会产生一种副产品，即 β－淀粉样蛋白，通常被称为斑块。睡眠的时候，你的脑部类淋巴系统（也是你的神经系统废物处理系统）会清除神经毒素，使大脑毒素含量恢复到健康水平。

如果睡眠不足，就有逐渐形成斑块的风险。一旦斑块达到临界程度，你可能会患上老年痴呆症。[28]

致幼儿的父母

我希望这不会使你（再）焦虑。你可能比大多数人更敏锐地意识到睡眠不足会如何影响脑力。随着时间的推移，你的睡眠会逐渐恢复。如果所有的父母都因为孩子让自己数年没有睡好觉而最后患上了痴呆症，我们就不会像现在这样获得成功。

3 种更好的睡眠方式

睡眠的重要性怎样强调都不过分。如果你想让自己接近最佳状态，或者想得很远——关心自己的长期心理健康，那么每晚都要睡 7~9 个小时。如果你有睡眠障碍，可采取一些简单措施帮助自己解决问题。

首先追踪你的睡眠状况。即使你只记录一周的睡眠状况，也能帮助你了解自己的睡眠模式。为此，你可以使用相关软件（例如，睡眠周期闹钟）或穿戴设备来记录你夜间的睡眠状况，为自己提供"催眠结构图"。

要提高睡眠质量，应该记住睡眠不是你需要学习的技能，绝不是越努力越好。良好的睡眠是创造适宜的环境、生理与心理状态产生的结果。下面介绍 3 种改善睡眠的方法：

创造适宜的环境

■ **多晒日光。**午餐时间去散步，让自己置身于建立健康的睡眠／唤醒模式所必需的阳光下。

■ **显著减少夜间暴露在光线下的时间。**给你的大脑发送一个信息，说该睡觉了。如果你发现自己很难入睡，在睡觉前一小时停止使用人工照明的屏幕（尤其是笔记本电脑、平板电脑和手机）。使用相关软件（如 f.lux），当电脑显示器变暗时，它会去除蓝光（干扰你睡眠的最大频率）。

■ 将室温设置为 18 摄氏度左右。

创造适宜的生理状态

■ **放松身体，降低皮质醇水平。**如果你半夜醒来，试着在入睡前做一做冥想或正念练习，或逐步放松自己。

■ **降低体温**。睡前洗个温水澡或淋浴，因为这样会导致你的体温随后下降。

■ **如果睡不着，也不要喝咖啡、酒，不要在深夜吃大餐**。酒精可以帮助你入睡，但会破坏你的睡眠质量。

创造适宜的心理条件

■ **定期清理头脑**。让你难以入睡的不是过于活跃的头脑，而是需要管理的头脑。你要定期清理大脑垃圾（参见第二章）。

■ **睡前至少两小时停止工作**。睡前不要查看电子邮件或其他新闻，让你的大脑放松下来。

■ **做冥想或正念练习**。在工作后让你的头脑安静下来。

其他注意事项

应用 90 分钟规则

为了一觉醒来保持头脑清醒，尽量在 90 分钟的睡眠周期结束时醒来。如果你需要在早上 7 点起床，就要在晚上 11 点 30 分（5 个周期）或晚上 10 点（6 个周期）入睡。睡眠周期闹钟（Sleep Cycle Alarm Clock）与类似的应用软件可以帮助解决这个问题。

处理时差问题

以下是我认为最有帮助的几种解决方法：

■ **旅行前**：如果乘飞机向东飞行，要提前一两天早吃饭一个小时；如果乘飞机向西飞行，则要提前一两天晚吃饭一个小时。在你上飞机之前，这会使你的生物钟开始向正确的方向移动。要尽可能调整你的睡眠模式。

■ **旅行途中**：一上飞机就要尽快调整钟表时间，尽快调整你的睡眠／唤醒周期。改变你的用餐时间，如果已是目的地用餐时间，就该吃点东西。

■ **着陆后**：飞机着陆后的第一天尽可能多在白天休息。吃一顿富含色氨酸（一种在火鸡、牛肉或菠菜中发现的氨基酸）的晚餐，因为这有助于引起困倦。第一天早晨就要打起精神来（如前所述），然后尽快进入你的正常状态。

午睡的效果

你的大脑喜欢打盹。诀窍是打盹时间要短，而且时间正合适。争取只睡 20~30 分钟，不要睡过头。如果睡的时间过长，醒来就会感觉迟钝，迷失方向。午睡的最佳时间是 12 点~14 点，这时你的精力自然会减弱。如果做得好，午睡可以让你的注意力和思考速度提高 20% 以上。[29]

经验滋养：超级大脑的维持

有效应对压力、保持运动锻炼、加强营养和改善睡眠均为脑力的最佳状态创造了适宜的条件。但是要想使大脑保持良好状态，你还需要通过经验，以学习、挑战和新奇的形式来滋养它。

神经可塑性

脑细胞（神经元）通过导线（称为轴突）发送电脉冲（动作电位）与其他细胞进行通信联络。轴突的传播速度在一定程度上取决于它被一种叫作髓鞘的白色脂肪物质绝缘的程度。

一个神经元与另一个神经元的交流越多，使用的轴突越多，轴突的绝缘层就越厚，这一过程称为髓鞘形成。因此，髓鞘形成是一个细胞学习的过程：根据神经元的需要，帮助它们更好地相互交流。这就是所谓的"神经可塑性"过程背后的原理。这也是你的大脑根据经验来学习和适应的能力。

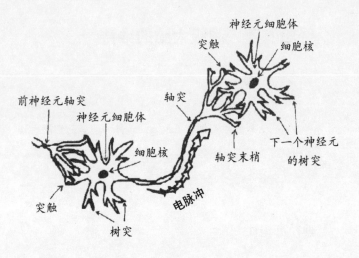

学习新事物使大脑保持年轻

想想生活的学习曲线。你刚出生时，脑细胞基本上是不相连的；两年后，当你适应新的运动和感觉信息时，它们开始迅速连接起来。在这段时间里，每秒钟形成多达200万个新的突触（连接），直到你最后拥有大约1000万亿个突触。

你2岁时，你的大脑已经扩大了3倍，实际上拥有的突触比现在还多。然后便开始了一个突触"修剪"过程：

一些连接点被消除，以加强其他突触连接。在青少年时期，你的大脑经历第二个快速成长和神经重组阶段。直到你20多岁的时候，大脑才完全发育成熟。[30]

现在你掌握着主动权。你的大脑在你年轻的时候具有适应能力，但是要保持这种状态，就需要继续学习新事物。目前，你的大脑在"使用，不然便失去它"的基础上运作。大脑持续发育或萎缩的程度很大程度上取决于你像训练肌肉一样训练它的程度。

有一项经常被引用的出色研究成果，对伦敦出租车司机和伦敦公共汽车司机的大脑状况展开了对比研究。[31]这项研究发现，出租车司机的海马体增大（这部分大脑涉及记忆和空间导航功能）。

这项研究同本书内容相关，原因有两个：第一，它表明大脑的可塑性一直持续到成年；第二，它完美地解释了促进大脑生长和发展的条件，即出租车司机喜欢学习、新奇与探索。

"任何停止学习的人都是老年人，无论是 20 岁还是80 岁，任何不断学习的人都会保持年轻。"美国实业家、福特汽车公司创始人亨利·福特（Henry Ford）曾经这样断言。这也是神经学上的事实：如果你继续学习，不断挑战你的大脑，它便会得到加强，继续成长，并在更长时间内保持年轻状态。

■ **学习一门语言**。从长期的认知效益来看，学习新语言可以说至关重要。使用双语的人往往有更灵活的大脑，能够更好地引导他们的注意力，不太可能患上痴呆症。[32]不妨通过"多邻国"（Duolingo）、博树（Busuu）或 LiveMocha（一个外语学习网站）等语言学习应用程序或网络，来学习、发展一门外语技能。

■ **学习演奏乐器**。我很幸运在年轻的时候学过吉他，现在能演奏很多乐器。这不仅对我的大脑健康有益，和其他人一起即兴创作音乐也是我认为最有价值的体验活动之一。如果你曾经想学习乐器，现在就开始吧！研究人员发现，音乐家在他们的运动、听觉和视觉空间大脑区域增加了灰质体积，[33] 演奏乐器有助于提高精神灵活性、扩大词汇，有助于增强非语言推理能力。[34]

■ **学习杂耍**。玩杂耍有助于减轻压力和焦虑，甚至改善大脑的连通性和协调性。[35] 买些杂耍球，你就可以自学了。

■ **练习记忆技巧**。你可以通过练习第四章里介绍的一些具有挑战性的记忆技巧，直接增强你的记忆力。

■ **冥想修炼**。冥想是大脑最佳训练形式之一，将在第五章加以阐述。

■ **学习新技能或发展现有技能**。例如，你想学习编写代码，可以在线查看编程网站 Codeacademy。领英（LinkedIn）通过在线学习平台 Linda 提供了一份职业技能目录。要不断尝试新事物，丰富你的个人经验。参加一些你感兴趣的课程，比如学习拍摄更好的照片，学习烹饪，学习绘画，尝试创作视频剪辑，或学习创作音乐。

■ **学习新的学术科目。**可以看一看 Coursera（我最喜欢的课程之一）的在线学位课程，看一看可汗学院（Khan Academy）与麻省理工学院（MIT）的开放课程软件提供的科学课程，或者是 Udemy 在线点播的微型学习课程。

■ **广泛阅读。**品读新的作者，探索新的体裁风格。如果你喜欢社交，可以考虑加入阅读小组；也可使用 Blinkist 软件查找畅销书的内容概述，看看是否有你喜欢你的书籍；如果你更喜欢以自己感兴趣的主题为内容的日常文章，可使用 Flipboard 软件浏览阅读这方面的文章。

■ **玩游戏。**做纵横字谜和数独游戏，玩拼字游戏，下棋，或者玩任何你喜欢同时让你动脑筋的游戏。

■ **扩大探索与旅行范围。**调查你的邻居（尽量不使用谷歌地图），研究你所在的地区或城市，努力探明周围的情况。

■ **挑战你的常规，让无意识的行为变成有意识行为。**
走另一条回家的路；多用你的另一只不常用的手；
闭上眼睛做事情；有时做一些有难度的事情，有意
生活在你的舒适区之外。

■ **积极参加社交活动。**抽时间同老朋见面，结识新朋
友，发展并巩固你的人脉关系。

小结：感觉模型支撑高效

现在你知道了应该如何提高认知能力，发展学习能力，保护长期心理健康。

尽可能实际地对感觉模型进行总结：

- **压力**：控制你的压力，必要时调节你的神经系统。每天早上开展冥想修炼活动 10~20 分钟。

- **运动**：每天早上做 20 分钟适度运动，每周做 3 次 30 分钟有氧运动。

- **营养**：醒来时喝半升水，然后一天中再喝一到两升水。养成地中海式饮食习惯，少吃糖。

- **睡眠**：每晚睡 7~9 小时。

- **经验**：学习一门新语言或一种乐器，热情拥抱新鲜事物，保持活跃的社交生活。

回顾

感觉模型

- **压力**：压力如何影响你的大脑？你如何调整自己的生理状态，提高情绪恢复能力，管理过重的认知负担？

- **运动**：运动如何影响你的大脑？有什么方法可以提高你的脑力，保护大脑健康？

- **营养**：如何描述你的大脑最喜欢的饮食？喝点什么？

- **睡眠**：你需要多少小时的睡眠？怎样才能睡得更好？

- **经验**：为何继续学习新事物很重要？你想学习什么？

确定今后你会有哪些变化	
压力	
运动	
营养	
睡眠	
经验	

第二章

高效的保障：超级大脑释放能量

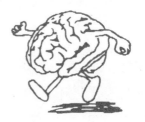

时间管理：超级大脑的能量更新

我们已经升级了你的整个大脑，现在我们就来探讨每天如何用脑来更好地提高工作效率吧。

如果你能在 6 小时内完成 8 小时的工作量，这不是很好吗？总有几天你能做到这一点。也许最后期限迫在眉睫，或者你需要做一些重要的事情；也许你特别有动力，或者仅仅是因为你知道自己需要做什么。事实上，有时情况恰恰相反，你花了 8 小时才完成 6 小时的工作量。

时间与能量

决定创造价值的因素不是你坐在桌旁的时间，重要的是你给那些时间带来的能量。数千本论述时间管理的著作错误地强调了一个你不能真正管理的因素：时间。如果你想提升甚至保持你的工作效率，能量管理与更新更为重要。运动员都知道这一点，但当我们运用用大脑而不是运用肢体时，却往往会忘记这一点。

我不反对努力工作，只是不相信成功的唯一途径是比下一个人更努力，用时更长。过度工作会损害你的健康和福祉，对你的工作质量产生负面影响。[36] 每周工作 60 小时后，你的能量水平可能会变得非常低，因此，你的平均工作效率下降，从而产生负回报。此时不继续工作反而更好。

工作效率与效益

要想提高工作效率，就应该管理你的能量，腾出时间更新能量。要想提高效益，一定要使自己承担的工作任务或项目产生最大价值。

- **忙碌**即持续工作，但完成的很少。
- **工作效率**即完成大量工作，但不一定是最重要的事情。
- **效益**即在正确的事情上花费适当的精力。

第一步：明确长期目标

更聪明地工作的第一步是明确自己想要做什么。通常，你想做的事情同你实际做的事情相脱节。

花点时间思考你的长期目标。

- 今后 3 年你想做什么？
- 到今年年底，你想做到什么程度？
- 你的动力是什么？

如果你走错了方向，就没有加速的必要。通常，你想做的事情同你实际做的事情相脱节。

第二步：运用 80/20 定律

运用"80/20定律"（或称"帕累托法则"，Pareto's Principle）可将有效工作的人与长期忙碌的人区分开来。

80/20定律是解释分配不均现象的一个普遍接受的原则，源于100多年前意大利经济学家维弗雷多·帕累托（Vilfredo Pareto）的观察结果。当时他发现，意大利80%的土地只属于20%的人口。

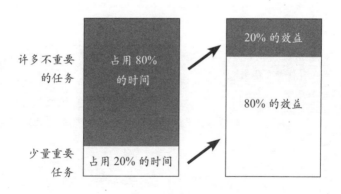

事实表明，80/20 定律在许多情况下都适用。

例如，假设你有自己的生意：

- 20% 的客户产生 80% 的收入。
- 其他 80% 的客户只占生意收入的 20%。

如果将 80/20 定律应用于你每天做的工作：

- 你所做的 20% 工作非常重要，可产生 80% 的效益。
- 80% 的工作只产生 20% 的效益。

慢下来，记住这一点：大多数事情都没有用。忙碌是一种精神上的懒惰。

——蒂姆·费里斯 （Tim Ferriss），
《每周工作 4 小时》（*4-Hour Work Week*）[37] 作者

练习：运用 80/20 定律分析并确定最有价值及价值最小的工作

1. 最有价值的工作：如果你考虑自己的职责或目标，你做的 20% 工作会产生 80% 的效益吗？花 10 分钟时间确定最有价值的工作。

- 是什么创造了最高价值或产生了最大效益？
- 如果你每周只能工作一天，你会确保那天自己做什么吗？

2. 价值最小的工作：你所做的只产生 20% 效益的工作是什么？花 10 分钟时间确定价值最小的工作。

- 哪些事情占用了你的时间，但回报很少？
- 你觉得你必须要做，但却没有什么价值的事情是什么？

第三步：3 项最有价值的工作

巧干工作的关键在一定程度上是尽管想采取行动，但是仍然能够把握住自己。

我用了很长时间才意识到这种区别有多么重要。我会对收件箱做出快速反应，但由于工作很长时间，仍然会对没有取得足够的进展而感到内疚。应用 80/20 定律有助于改善这一局面。

只要运用得法，你要么会更快实现自己的目标，要么会有更多时间休息——或者两者兼而有之。

■ **每天确定 3 项最有价值的工作。**如果经常有意想不到的工作分配给你，或者你很少能够控制自己的日常安排，只计划做好一两项工作即可。

第四步：确定脑力最佳状态

现在你知道每天要做的最有价值工作是什么。我们可以依靠大脑帮助你更快地完成这些工作任务。为了提高工作效率，你需要更好地管理你的脑力，更好地集中注意力。

为了理解脑力与注意力之间的区别，让我们再次回到前额皮质这个话题上。前额皮质位于你的额叶皮层，你用大脑的这一部分开展高级认知、计划、决策等活动，完成各种任务。你对大脑这一部分非常依赖，但是其局限性也超出了你的想象。它容易疲劳，而且很快就达到超负荷程度。现在试做以下练习：

练习：前额皮质训练

1. 想想四位数。我们采用 **4 5 7 2** 这四个数，将其视为四个独立的数字（**4、7、5、2**），而不是一个大数字（**4752**）。

---

2. 记住数字，每个数字加 1：**4 7 5 2** 就变为 **5 8 6 3**。

3. 在头脑中重复这个过程：**5 8 6 3** 变为 **6 9 7 4**。

4. 明白了吗？现在试着用不同的起始数字做同样的练习。尝试以下数字：**3 5 2 2**。

脑力与注意力

上述练习很有用，因为它有助于表明脑力和注意力有着明显区别。

如果我让你整天锻炼，你很快就会疲劳，对吗？运用你的前额皮质需要脑力，而这种能量是一种有限的资源。

这个练习要求你同时做两件事：添加与记忆。你的前额皮质发现这种类型的多任务处理非常困难，因为很难将你的注意力一分为二。

工作效率高就像烧树叶

你小时候是否用放大镜聚集阳光来燃烧树叶？这是一个非常恰当的比喻，用以说明脑力（太阳）与注意力（放大镜）之间的区别。没有聚焦的能量，同没有能量的聚焦一样无用。

为了在工作中最大限度地利用大脑，你需要了解以下两点：

- 你的脑力最佳状态是何时？
- 如何最有效地集中注意力？

脑力：状态最佳的 3 个小时

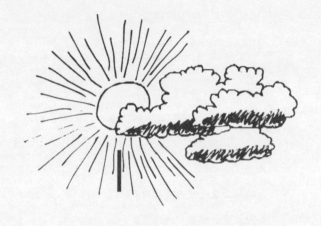

你的脑力何时达到巅峰状态？大多数人感觉在上午 9 点到中午 12 点之间精力最为旺盛；有些人发现他们在下午 4 点左右的时候最有精神；我们所有人在下午 2 点到 4 点之间均经历一次脑力衰退（大约相当于从早上醒来到晚上入睡这段时间的一半）。

昼夜节律

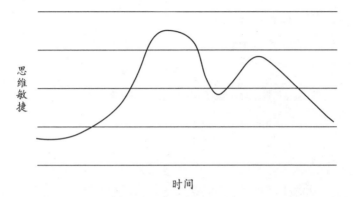

思维敏捷

时间

无论你的"昼夜节律"是什么形状，你对能量水平做出的反应越好，你的效率就越高。

想象你们是一个 3 人小组

假设你在早上感觉最有精神，午饭后感觉精神不振，下午晚些时候又恢复了精力。想象一下，你有 3 名员工，必须将所有任务分配给他们：

- 员工 A（上午 9 点至下午 1 点）聪明能干，做事利落，称职。

- 员工 B（下午 2 点到 4 点）的能力远远低于员工 A。做事慢，错误多。

- 员工 C（下午 4 点到 6 点）在 3 名员工中最具创造力。

由此来看，你会以不同的方式分配任务吗？你当然会的。你也要相应地给自己分配任务。

关键提示：

- 了解自己的最佳工作时间。如果你不知道是什么时候，要记录一下你在一周内每小时的能量水平，或者最好使用时间跟踪软件。我使用一个名为 Rescue Time 的在线工具来记录每天使用应用程序和软件的情况。我积累的一年多的数据显示，我的最佳工作时间是上午 10 点到中午，而且我很可能在下午 2 点到 4 点之间注意力不集中；我的最高效率工作日往往是星期二。了解这一点有助于我根据大脑的自然节奏安排工作。

- 在最佳时间内完成最重要的工作。从每天开始，了解你想完成哪三个最有价值的工作任务。如果你的最佳时间是在早上，先完成最重要的工作任务。尽量在午饭前至少完成两个。

- 首先不要回复电子邮件。一旦开始回复，就会耗尽工作效率最高的几个小时，有可能将最充沛的精力用在价值最小的任务上。你也会发现在当天剩下的时间里很难保持"自我管理"状态，因为你已经打开了满足别人需要的认知大门。

- 注意安排会议时间。考虑到大多数人每天只有几个小时真正的高效时间，相信你更清楚地认识（特别是早上）开会的成本。

- 如果你认为会议占用了你太多的时间或精力，问问自己是否需要开会或参加会议。如果需要，应该在相隔一刻钟的时候开会（比如下午2点15分，或3点45分）。这会挑战这样一个假设：会议应该持续一个小时；因此会议通常会很快结束。

- 下午或当你的精力不充沛时，可做一些价值很小的事情和管理工作。

多休息几次

　　正如你的脑力在一天当中有规律地波动（昼夜节律）一样，你的活力也在 90 分钟周期内波动（次昼夜节律）。为了保持最佳状态，至少每 90 分钟休息一次，这很重要。

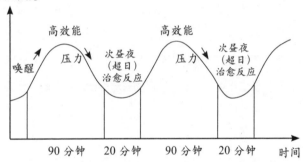

　　一家名为德鲁吉姆集团（Draugiem Group）的社交网络公司使用时间跟踪软件发现，效率最高的 10% 员工每工作 52 分钟，休息 17 分钟。如果由此设定一个 52 分钟的计时器，理解上就未免过于肤浅了。但是这项研究表明，为了提高工作效率，你可能需要多休息几次。

目前流行的番茄管理法（Pomodoro Technique）鼓励更频繁地休息：每工作 25 分钟休息 5 分钟，然后每两小时休息更长时间。尝试以下方法，看哪个最适合你。

■ **早上至少休息一次，下午至少休息一次。**如果你发现自己坐了两个多小时，应该休息一下。

■ **午休。**说真的，如果你认为自己忙得无法吃午饭，那么请按这种思路考虑一下，你下午的能量将取决于充足的营养、水和能量更新，因此错过午餐而延长工作时间是一种错误的省时做法。从你的办公桌旁站起来吧！

■ **活动身体。**休息时要站起来，散散步，喝点水，到外面去，换个环境，做点别的事情。仅仅打开一个新的应用程序或网站并不能解决问题。把自己"请"出去，回来时精神焕发。这有助于你获得一个新的视角，可以提高你解决问题的能力（更多内容参见第三章）。

利用最后期限

休息也会提高工作效率，因为这会造成最后期限。根据"帕金森定律"（Parkinson's Law），任务往往总是在限定的时间内完成。如果你给自己一周时间，就需要一周时间；如果你只有一天时间，你就会在那一天完成任务。

例如，我限定自己两个月内写完本书。如果我给自己两倍的时间，我就会花上两倍的时间。我租了一个小屋住了一周时间，带去一个明确的计划（还有几瓶红酒）。回到家时，初稿已经完成了。

这是因为最后期限会促进目标导向，鼓励你把事情分成小块，产生一种紧迫感，促进去甲肾上腺素 * 的产生。要充分利用这一点，给自己设定一个最后期限，即使这仅仅意味着决定每天完成工作的时间，并坚持下去。

---

* 去甲肾上腺素：一种帮助大脑集中注意力的神经传递素。

第五步：集中注意力

你还记得用放大镜聚集阳光燃烧树叶的比喻吗？阳光代表你的脑力，放大镜代表你聚焦的能量；没有能量的焦点同没有焦点的能量一样无用。所以，你不要再一心多用。

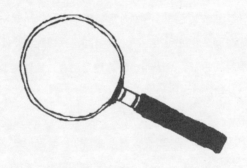

练习：一心多用

1. 站起来。

2. 用右脚顺时针方向在空中画出一个圆圈。

3. 同时，右手在空中画出 6 这个数字。

你会发现这比你想象的更难，因为当你处理认知任务时，你的大脑是一个"串行处理器"。

你有没有注意到，你迷路时就会把汽车收音机的音量关小一点？或者你可能看到人们在街中间停下脚步，因为他们的电话突然需要引起他们的注意？多任务处理是一个神话。你的大脑不能一心多用，它会转移注意力。

当然，你可以泡一杯茶，在电话里和你的朋友交谈。但是如果你同时做两件事情，这甚至需要非常复杂的思想或批判性的思考，你的表现就会受到明显影响。

同时承担多项任务的代价

据统计，同时承担多项任务会使你的工作效率下降40%，[38] 而且你会多犯 50% 的错误。[39] 值得注意的是，还有研究发现，认为自己擅长一心多用的人通常表现最差。[40] 伦敦大学的一项研究发现，一心多用会使人的智商下降多达 15 个百分点（你在无眠之夜没有入睡就会遇到这种情况），或者说下降到 8 岁孩子的平均智商范围。[41]

分散注意力的代价

分心会干扰你的工作效率，就像尝试同时做几件事情一样。虽然你本人可能感觉不到，一旦分心，重新集中精力完成一项任务可能需要 20 多分钟。[42]

当行业领导者接受有关工作效率问题的采访时，我听到其中很多人说他们的最佳工作时间是在上午很早的时段。这并不是因为他们此时精力更充沛，而是因为此时分散注意力的机会更少。换句话说，许多人把大部分工作时间都用在了看起来不利于工作的环境里。那么，你如何帮助自己的大脑找到并维持注意力焦点呢？

■ **要熟悉干扰你的主要因素。**让你最容易分心的 5~10 种方式是什么？如何减少或消除干扰？如果人们总是打断你，应该考虑设定界限，让他们知道什么时候可以接近你。"一个简单的问题"可能会使导致工作过程中断，延误 20 分钟，影响工作效率。即使在问题得到解答之后也是如此。

■ **一次只关注一件事情，谨防科技产品的干扰**。关闭电子邮件提醒功能；不使用时，关闭电子邮件应用程序。是否需要同时打开多个选项卡和多个应用程序？科技产品如果使用不当，会使你无法专注于任何事情。现在我们就来探讨这个问题。

技术与你的大脑

如果不提一下我们使用的手机，关于注意力的讨论将是不完整的。我是个铁杆科技迷，但我觉得我们使用数码产品的一些习惯正在开始损害我们的心理与情感健康，削弱我们的工作效率。

你今天早上起床前查看过电子邮件了吗？如果你这样做了，是否因为你觉得一天中的头几分钟就应该这样度过？

你有没有发现自己在看电视的过程中，也会浏览智能手机或平板电脑？你在读一本书时还会浏览一本杂志吗？

一家主要的移动通讯运营商称，一般人每天查看智能手机大约 150 次。[43] 苏塞克斯大学的 43 名研究人员发现，同时使用多个媒体设备的消费者（如果你对上述第二个问题的回答是肯定的）的前扣带皮质（anterior cingulate cortex）中的灰质成分较少（大脑的这部分负责认知与情绪控制）。[44]

我们正在培养一种"持续的部分注意力"。当我们发现难以集中注意时，是否会感到惊讶？数字技术甚至可能正在改变我们处理信息和体验世界的方式。我们是否仍然能够处理大量的文本，或者在从屏幕上阅读时仍然能够掌握相同的含义？我们还能在没有电脑书签的情况下回忆信息吗？或者在没有谷歌地图的情况下，能否穿行于陌生的城市当中？

技术提供了这样的希望，但我们与它的关系却呈现出一个悖论。我们可以用手机监控自己的睡眠，但同样的技术也能让我们在晚上难以入睡。我们同外界的联系超过以往任何时候，然而近一半的人却比以前感到更加孤独。访问大量共享信息应促进协作解决问题的能力，但是我们

"永不停机"的文化却妨碍我们根据需要及时停机，以提出各种解决方案。

我们忘记了大部分使用数字产品的习惯都不是我们主动选择的。查看电子邮件是你有意识决定去做的第一件事情，还是因为你的手机同时也是你的闹钟？你在周末查看电子邮件吗？如果查看的话，是否因为你已经决定用最好的时间去这样做呢？你会向别人推荐自己使用技术产品的习惯吗？

应该进一步认清你与技术的关系，更加自觉地对待自己运用数字产品的习惯。可尝试采取以下措施：

■ **关闭提示功能，尤其是电子邮件提示功能。**每次看到或听到提示（涉及电子邮件、短信、点赞、转发、状态更新等方面），你的注意力就会受到影响。不妨从进化的角度来考虑——一个意想不到的听觉或视觉刺激可能是一种威胁。因此，它会要求你加以关注，从而影响你的注意力和工作效率。关闭提示功能：苹果（Iphone）手机：设置→通知中心；

安卓（Android）手机：设置→应用程序。

■ **每天集中几次处理电子邮件（目标是 3 次）。** 如果
不使用，请关闭电子邮件应用程序。有些工作要求
立即回复电子邮件，但大多数人不需要这样做。快
速的回复会成为一种自动延续的习惯，因为你先是
创造出一个做法，然后又强化了一个期望。如果事
情紧急，人们可以随时打电话给你。

■ **首先停止查看电子邮件。** 我在别处也提到过这一点，
尝试一周就可以了。它也许不起作用，也许引起的
变化超出你的想象。应该让使用智能设备和应用
程序成为更明智的选择。将你"上瘾"的应用程
序（你知道有哪些）移动到手机界面的第二页或
第三页，这有助于让你更有意识地加以选择。

■ **每晚入睡前一小时不使用技术产品。** 尝试一下一周
内不使用技术产品，至少一年一次。（你真的需要
在假期查看电子邮件吗？）

■ **记录你的技术产品与应用程序使用情况。** 利用网络的服务（比如 Rescue Time）可记录你在电子邮件、网站以及其他应用程序上花费了多少时间。有些程序会在每周末为你提供一份报告，并根据你的标准为你提供效率评分。这非常重要，即使你只做了几周时间。

■ **使用防干扰软件。** 如果你真的很难抵制互联网的诱惑，可以使用像 LeechBlock 这样的网站屏蔽应用程序。它们根据你本人定下的规则阻止访问某些网站。例如，如果你认为自己在社交媒体上花费的时间过多，可以设置"在晚上 9 点~11 点不能访问 Facebook"这条指令。

大脑清理

一次只关注一件事，减少使你分心的因素，更谨慎地使用技术产品，这样你的注意力就会开始积聚能量，所向披靡。但是，如果你的头脑里装着很多事情，要想集中注意力仍然很难。

大脑中装着各种事情是一心多用的另一种形式，也是对脑力的浪费。《尽管去做》（*Getting Things Done*）一书的作者大卫·艾伦（David Allen）指出："你的头脑应该创造思想，而不是存储思想。"[45]

为了让思想集中，你还需要定期清理大脑。这样做的方法是每周一次"倾倒大脑杂物"。这是一个简单的练习，可以帮助你清空大脑中所有无人看管的"杂物"与各种各样的"待办事项"。

这是一种"净化"，清除你日历上、写下来的或任务管理系统中不存在的东西。比如：给朱迪发电子邮件、追求马特、安排和尼娜通电话、给侄女发生日卡、续保旅行险、支付水电费账单、清理厨房抽屉、备份笔记本电脑等等内容。

练习：清理大脑

1. 找一支笔和一张纸（或者你愿意，也可以找一个任务管理器或电子记事本）。

---

2. 记下所有无人受理的事情、任务以及你想做的或者你需要做的事情，同时考虑工作和非工作任务，将其全部整理到页面上。

3. 不要试图对其进行分类，确定重点，或立刻处理其中的任何内容。

清理大脑，解放你的脑力与注意力。你会发现以下提示清单很有帮助：

■ **个人私事**：住房、朋友、家庭、家政、保险、银行、假日、活动、生日、书籍、电影、休闲、创意项目、学习、差事、修理、购物、清理、分类……

■ **职业公事**：电子邮件回复、电话、会议、后续工作、你在等待的事情、需要追求的事情、项目下一步、要启动的项目、业务发展、需要沟通交流的事情、要捕捉的想法……

清空收件箱

你的大脑现在很清醒，可以更好地处理任何事情。每周清理一次大脑，不必每天都这样做，否则就会变成一个日常的待办事项列表，而事实并非如此。定期清理有助于防止积累一些无人受理与不完整的内容。

这是清理大脑最为简便快捷的方法。它有助于你改善睡眠，更好地工作，更清晰地思考问题。如果看到有多少必须做的事情后压力很大，要记住，事情再多也没有你做这项练习之前多。你的大脑比以前状态更好，可以处理任何事情。

一旦倾空大脑垃圾，有 4 种方法可以清空列表。

■ **删除或委派**。在你尝试更快或更好地做某件事情之前，问问自己是否应该这样做。先少做，然后才能多做。

■ **3 分钟规则**。如果时间不到 3 分钟，现在就做；如果时间超过 3 分钟，就不要去做。如果遇到什么就做什么，这是以自我控制为代价，随意而为的表现。

■ **将其添加到日历中。**任何需要在某一天或者在这之前完成的事情，都应该写在你的日历上或日记中。

■ **随后将其他所有内容存入项目文件夹或任务管理系统中。**很多人在这方面做得不好。有些事情今后不应该写在你的日历，但是现在也不必做。你把它们记在何处？你需要一个你信用的系统来处理这样的事情，否则永远要把它们装在脑子里。

如果你需要一个地方来存储你所有延迟的任务和项目，不妨看看 Wunderlist、Omni Focus、Reminders、Todoist 等应用程序。它们都具有类似的功能，但是尽量采用同你的工作日历相匹配的应用程序。如果你使用谷歌日历，我建议将 Calen Goo 用作工作日历应用程序，将 Go Task 用作任务应用程序。

另一种选择是印象笔记（Evernote）。它更像是一个记笔记的应用程序，但我发现它是把我所有的想法存放在一起的最佳工具。没有它，我会不知所措。

无论你选择哪个任务或项目管理系统，你都需要：

- 创建与项目对应的文件夹。
- 在所有其他文件夹的顶部另外创建一个文件夹，将其标记为"收件箱"。这是清理大脑的专用文件夹。
- 清空这个收件箱，如上所述。

你的大脑会变得清晰通透，井井有条。你会发现自己更容易集中注意力，更容易入睡，觉得一切尽在你的掌控之中。

小结：时间管理保证高效

在我看来，效率最高的早晨应该是这样的：

- 保证 7~9 小时睡眠。

- 喝半升水。

- 短时间冥想。

- 步行或小跑 20 分钟。

- 健康早餐。

- 用 50 分钟的时间做最有价值的工作，然后休息 10 分钟（活动身体）。

- 午餐。

我不是每天都遵循这个惯例，我也不相信你能在一天内就表现出一种与你的大脑、工作和生活之间建立起的健康关系。但有一些原则和条件往往会产生最佳结果：

- 根据需要应用 80/20 定律。

- 多做最有价值的工作，少做价值最小的工作。

- 在最佳时间内完成最有价值工作。

- 在短时间里集中精力工作，然后适当地小歇几次。

- 一次专注做一件事，消除任何干扰。

- 减少电子邮件，明智地使用技术产品。

- 定期清理大脑，保持大脑清醒。

- 通过冥想、运动锻炼、健康饮食和睡眠来提升并维持你的脑力。

- 根据最佳效果来实验、更新你的系统。

回顾

- 如何运用 80/20 定律？

- 你的最有价值工作与价值最小的工作分别是什么？

- 你如何为最有价值的工作分配精力？

- 你何时做价值最小的工作？

- 你多长时间休息一次？

- 你如何强化注意力？

- 你如何更清醒地使用技术产品？

- 你多久做一次大脑清理？

确定今后你会有哪些变化

第三章

高效的升级：超级大脑的创造力

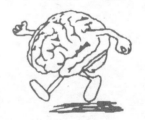

工作效率和创造力经常被混为一谈。从你的大脑角度来看，它们之间的差别非常大。

你可曾在洗澡时想出好主意吗？你有时是否注意到，出去散步时你会想到最好的主意？我们努力集中精力，争取完成更多任务，但只有当你停止工作心神无拘无束时，解决方案有时才会突然出现。

因此，我们需要区分两种完全不同的大脑功能，或认知"输出"。一方面，你有理性的大脑：逻辑性强，具有线性处理与专注特点；我们在上一章中探讨过的大脑，负责执行功能与完成任务。另一方面，你还有创造性的大脑：具有直觉、横向联想与无拘无束的特点——这是解决问题的大脑。

我们往往过于依赖逻辑大脑，忘记了创造性大脑在不同于我们平时工作的条件下更加活跃，硕果迭出。

爱因斯坦说过："直觉是神圣的天赋，理智是忠实的仆人。我们创造了一个尊重仆人、忘记天赋的社会。"

本章将探讨创造过程、创造性思维的类型以及如何促进横向联想的思维。我们还要剖析创造性大脑的各种状态，比如，为何在洗澡时会产生奇思妙想？如何才能拥有更多的深刻洞见？

创造过程：高效需要不断成长

有一种坚定的信念认为，创造力是天生就有的禀赋，但也是一种可以通过实践而提高的技能。它可以分解成一个可以在每个环节均能够得到发展的过程。

创造过程通常包括以下 5 个环节：

经验
吸收消化知识与经验

孵化
逐渐理解学到的知识与经验，开始形成横向联系

问题
产生疑问或问题

启发
产生思想、解决方案或答案

行动
实施解决方案

更愿意失败

在我们开始探讨创造性过程之前，在此有必要强调创造力与创新均依赖于经历失败的意愿。失败提供的反馈和经验洞见很难通过其他方获得。

爱迪生发明的灯泡就是一个很好实例。据说，他尝试了数千种方法来制造商用灯泡，但都没有成功。当他显然已经失败时，有位朋友向他提出质疑。爱迪生回答说："我没有失败，我只是发现了一万种行不通的方法"。不久后，他找到了解决办法（用炭化的竹子制造出耐用性好、价格实惠的灯丝）——失败教会他不断创新。

要经历更多失败，也让别人经历失败。一心防止出错会限制你的发展，限制别人的自主性，扼杀每个人的创造力。

环节一：经验带来多面性

创造力的一个定义是"在不相关的概念之间建立联系的能力"。知识和经验的范围越广，你必须处理的各种概念就越不相关。

值得注意的是，获得诺贝尔奖的科学家成为演员、舞者或魔术师的可能性高出 20 倍；从事诗歌、小说或戏剧创作的可能性高出 10 倍；演奏乐器的可能性高出 2 倍。这表明，创造力不在于专心致志、心无旁骛，而在于培养广泛兴趣。

- **丰富你的爱好，激发你的好奇心。** 广泛阅读，了解各门新学科，要成为博学的人。结识新朋友，倾听他们的意见。你想对什么有更多了解呢？

- **开展合作，包容多样性。** 一个群体的集体经验可能比任何一个人的经验都要丰富。这说明，希望创新的组织自身的多样性非常重要。你能和谁开展合作呢？

■ **广纳博采**。设法记录下你偶然产生的创意、想法，或者偶然遇到的事物，以备后用。基于应用程序与网络的工具印象笔记在这方面非常有效。你是否有一个存储自己的所有创意、想法，并随时随地可以查看运用的地方吗？

环节二：孵化建立联系

如果创造力有一个过程，它必然需要时间。当你被迫要迅速拿出一个创造性的解决方案时，你很少能拿出最佳方案，因为创意想法往往需要时间来"孵化"。

你的大脑特别擅长在睡眠时建立新的联系。科学史上到处可以看到人们在夜晚无意识状态下做出的重大发现：德米特里·门捷列夫（Dmitri Mendeleev）让各种元素在他的睡梦中自行排列，形成了我们现在熟知的元素周期表；奥古斯特·凯库尔（August Kekulé）梦见原子跳舞，使我们了解到苯分子的排列形式；奥托·洛伊（Otto Loewi）在梦中看到的情景促进了有关研究，结果证实突触的传递是以化学方式进行的。

■ **给自己（和他人）一些时间去思考重要的问题。**谨防为了显示效率高或者反应快，便迅速提出一些解决方案的做法。迫使别人迅速拿出解决方案，有可能会限制真正新颖想法的酝酿机会。

环节三：问题产生方案

我们似乎非常喜欢创造性地解决问题。在没有充分理解一个问题之前，我们就经常试图找到解决方案。如果我让你在马路上架起一座桥，你首先会问我们有何专长，最好的材料是什么，我们有何工具，需要多长时间才能完成这个项目。一个更有价值的问题是："为什么我们需要通过这座桥？"

爱因斯坦说过："如果我有一个小时的时间来解决问题，我会用前55分钟确定应该提出什么样的问题才合适。"

练习：提出问题

想一个你要解决的问题。它不必是一个刻不容缓的问题，你可以只用几分钟的时间思索一番。这个问题可以是如何发展你的事业，去哪里度假，或者为你的伴侣购买什么生日礼物。一旦你确定想要解决的问题：

---

1. 最多用 15 分钟时间写下要提出的问题。

2. 不要回答其中任何一个问题——这要比看上去有难度，彻底避免回答问题。

3. 尽量多提问题，尽量提出开放型问题，使问题具有探索性。

例如，如果你正在处理与业务相关的问题，就会发现以下提问很有用：

- 成功会是什么样的？

- 你为何需要解决这个问题？

- 如果你解决了问题，会有何益处？

- 你能做什么？

- 如果预算翻了一倍，你会怎么做？

- 如果你有更多的时间，你会怎么做？

- 以前有什么起作用，有什么没起作用？

- 其他人做了什么？

- 谁能帮忙？你能求助谁？

我让客户在做完这个简单练习后，从一个全新的角度看待存在长达一个月的问题。这是因为正确的问题可以挑战你的假设，改变你的观点，促进真正的崭新思维方式。

■ **要想解决问题，先要提出问题。**挑战你的假设，重新确定问题。

■ **重新认识问题，或者尝试以不同方式分析问题。**隐喻思维通常被视为促进创造力的一种好方法，部分原因是它有助于重新认识一个问题。重新表述问题也同样有效。

■ **一旦你对问题有了更好的理解，解决方案常常就会随后出现。**

环节四：启发打开思维

解决问题涉及两种不同类型的创造性思维：发散思维与收敛思维。

■ **发散思维**：运用横向思维创造选择方案，产生各种想法，提出多个解决方案或选项。头脑风暴和思维导图便是发散思维的典型实例。

■ **收敛思维**：相反，收敛性思维是指找到一个单一的解决方案，或建立联系，看到概念之间的相关性。洗澡时产生的想法，或者睡梦中出现的解决方案，更可能是收敛思维的产物。

每种类型的思维思均有其价值，原因各异。让我们先探讨一下它们给人的感觉有何不同。

头脑风暴
自由联想
思维导图
创造选择
发散思维

创造性思维

收敛思维
做出选择
分类 / 说明
建立联系
改进

练习：发散思维

花 10 分钟时间，写下你能想到的尽可能多的曲别针的使用方法。要有创意，即使闹出笑话也可以。

你对这个练习有何感觉？

发散思维反映了爱因斯坦将创造力视为"智力享受"的立场。起初可能很慢，但随着时间的推移，你的思维往往变得更加具有联想特点，这反映在对曲别针越来越富有想象力的使用上。

练习：收敛思维

针对下面列出的 10 组英文单词中的每一组，尝试找到一个连接它们的单词（前缀或后缀）。例如，第一组 3 个单词的答案是"table"（table manners 餐桌礼仪、round table 圆桌、table tennis 乒乓球）。

- manners-round-tennis
- ache-hunter-line
- falling-movie-death
- line-fruit-drunk
- base-straight-dance

- barrel-root-belly
- broken-clear-eye
- coin-quick-spoon
- cracker-union-rabbit
- note-dive-chair

这个收敛思维练习与表现发散思维的曲别针练习有何不同?

聚合思维更类似于作家威廉·普洛默（William Plomer）所说的"将看似无关联的事物联系在一起的能力"。你可能觉得这个练习更令人沮丧，但是当你理出头绪，得出正确答案时，就会有一种如释重负的感觉或满足感。

上面的练习你可以再试一次，但首先让我们探索提高这两种思维水平的最佳方法。

提高发散思维水平

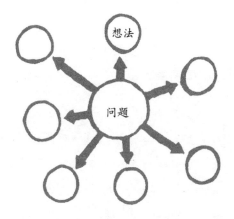

当你需要提出很多想法、解决方案或策略，以提高发散思维水平时，可尝试以下方法：

■ **推迟所有的判断。**尝试无拘无束地思考；消除任何"过滤器"式的影响因素，绝不要削弱你的想法。当愚蠢的想法往往是最佳想法的时候，人们往往把他们的"愚蠢"想法留给自己。这有助于解释为什么你会在下述情况下经常会获得更多的好主意：要求一组人各自开动脑筋，然后再将所有的答案综合起来。

■ **为了推迟判断。** "掩盖"其他事情背后的真实任务还是有帮助的。例如，试做以下练习：

练习：字母风暴

花10分钟思考并使用回形针的创造性方法——但是这次，要为下方字母表中的每个字母生成一种方法。例如，"earring"（耳环）归在"E"下，"whiskers on a model cat"（模型猫的胡须）在"W"下。尽量发挥想象力，多做一些字母练习。

A	H	O	V
B	I	P	W
C	J	Q	X
D	K	R	Y
E	L	S	Z
F	M	T	
G	N	U	

做这个练习时你注意到什么了？你觉得比限制较少的练习更容易或更难吗？许多人觉得字母风暴更容易。令人匪夷所思的是，对一项任务的限制有时会促进另一项任务中的创造性自由。如果这次你想出更多的点子，可能是因为字母练习允许你不再判断、削弱，从而限制你运用曲别针的创意。

为了提高发散思维水平，也要尝试打断你的思维方式，或者改变你的认知视角：

- **改变视角**。去不同的地方，试着换个房间或者去一个与现在完全不同的地方。你甚至可以去酒吧，喝过几杯啤酒后，人们往往更有创造力。[46] 仅仅离开办公桌就可以帮助你从不同角度发现问题。

- **换位思考**。这包括从别人的角度看待世界。例如，当创造性地思考业务战略时，改变感知位置尤其有用。你的客户会怎么想？你的员工会有何感觉？通过别人的眼光看待你的问题，你可能会注意到一个你本来会忽视的观点。

■ **采取"反事实心态"**。你的大脑有一种神奇的能力去想象"如果……那又会怎样呢",重点考虑的是可能出现的情况,而不是实际情况。这有助于挑战你当前面临的现实。尝试为一些问题或解决方案添加或删除若干内容。

■ **让其他人参与进来**。其他人可能会看到你忽略的问题。这就是协作有助于促进创造力与创新的原因之一。

■ **去散步**。斯坦福大学的研究人员发现,人们散步后产生的想法增加了50%。[47]

提高收敛思维水平

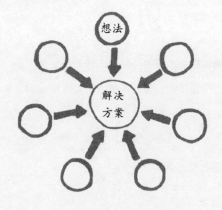

再试做一遍收敛思维练习：

- manners-round-tennis

- ache-hunter-line

- falling-movie-death

- line-fruit-drunk

- base-straight-dance

- barrel-root-belly

- broken-clear-eye

- coin-quick-spoon

- cracker-union-rabbit

- note-dive-chair

这次想出更多答案了吗？（答案在 175 页）。

可以肯定的是，暂时放下问题、休息片刻有助于你找到解决方案。当你需要找到一个解决方案时，有时应使自己放下问题，让答案自动呈现出来，这似乎有悖于直觉。在洗澡时产生一些想法，在睡梦中产生新的联想，这都是由于你不再思考问题。

为了理解原因，以及如何应用它来提高创造力，事先掌握一些有关大脑状态以及"啊哈"（恍然大悟）时刻的神经科学知识还是有帮助的。

"啊哈"时刻的神经科学

为了有助于理解休息能让我们更有创造力的原因，神经学家们进行了一项研究，以找出"啊哈"时刻在神经方面的相关理据。这项诱人的研究有两个可靠发现：

■ **伽马活动**。顿悟的闪光（体验为"啊哈"时刻）与我们大脑中的高频率"伽马活动"峰值有关，这发生在开窍时刻前 300 毫秒。[48] 据认为，这种脑电活动峰值代表神经元的结合，形成了一种新的创造性联系。

■ **α 脑波**。在这些顿悟之前往往会出现"α 脑波"。[49]当你的大脑处于特别放松的状态时，就会出现"啊哈"时刻。

106

了解大脑状态

大脑活动可以用脑电图来记录，它可以测量整个头皮的脑电活动。脑电图数据展示出脑波情况，尽管还相当粗糙，毕竟可以帮助人们了解大脑状态，这非常重要。

β **脑波（12Hz~30Hz）**。你现在可能正在输出 β 脑波。它们同集中注意力、机敏专注认知活动有关。

α **脑波（8Hz~12Hz）**。α 脑电波速度较慢，同放松和开放的思想有关。在放松、散步或洗澡时，会出现更多 α 脑波。

θ **脑波（4Hz~8Hz）**。你可能会在今晚慢慢入睡时感受到 θ 脑波。它甚至比 α 脑波还慢，主要出现在睡眠中，同学习和记忆有关。

δ **脑波（1Hz~4Hz）**。δ 脑波是最慢的脑波，只出现在深度睡眠中；它们同愈合、身心恢复和生长有关。

研究人员发现，努力工作设法找出问题的解决方案，这实际上会妨碍答案自动现身；你越想解决问题，解决方案就越难以捉摸。

β 脑波

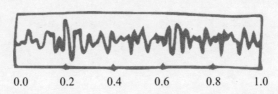

```
0.0      0.2      0.4      0.6      0.8      1.0
```

只有当你将脑波的频率减速到 α 脑电波时，才能创造出合适的条件，让脑电活动达到高潮，闪现出顿悟灵光，瞬间开窍。

α 脑波

啊哈!

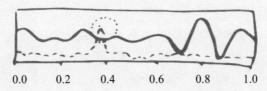

```
0.0      0.2      0.4      0.6      0.8      1.0
```

如何达到 α 脑波状态

无论何时需要找到解决方案，或是理解很多想法，或是需要灵感闪现，请记住，你都需要改变自己的大脑状态：

- 休息一下。
- 出去走走。
- 做些轻微的运动。
- 用无关的事情散散心。
- 练习冥想[50]。
- 利用你的疲劳状态[51]。
- 睡一晚上再说。
- 洗澡。

例如，如果我需要为客户制订一个新的培训计划，就会使用这个原则。我会和他们商量，直到我完全明白他们需要什么。然后，运用发散思维技巧，广开思路，寻找最佳的设计方案。

重要的是，随后我就不再想它。我可以出去散步，睡一觉，或者到花园里喝一杯酒。我把处理任务交给我的创意大脑，为它腾出所需要的时间和空间。一旦我的大脑充分改变了状态，一个清晰的解决方案就会脱颖而出，以至于突然间有一种不出所料的感觉。以这种方式发挥大脑的创造力，可在更短的时间内获得更好的解决方案。

环节五：行动创造现实

创造过程的最后一步必须是采取行动。如果不付诸实施，即使有了好主意也不会从中受益。创造力只有通过行动才能产生创新成果。

只有创造性的思维还不够……还应该习惯于采取创造性的行动。

——蒂姆·费里斯

小结：创造过程升级高效

你的创造性大脑与逻辑大脑在不同的条件下蓬勃发展，但是要想聪明地思考、工作，需要同时能驾驭这两者。

- 让自己沉浸在学习与新奇的体验中，不断拓宽创造范围。
- 让你的想法有时间"孵化"成型。
- 提出问题挑战你的假设。
- 运用不同的思维策略启动寻找解决方案的过程。
- 然后将你的脑波转换成有利于发散思维的 α 脑波状态，迎来"啊哈"时刻。
- 把你的想法付诸行动。

回顾

- 创造过程的 5 个环节分别是什么？
- 如何扩大你的创造范围？
- 如何为创造腾出更多时间？

- 如何提出更多问题？

- 发散思维与收敛思维有何区别？

- 如何提高发散思维水平？

- 如何提高收敛思维水水平？

- 你最有可能在何时迎来"啊哈"时刻？为什么？

- 如何达到 α 脑波状态，以获得更多的"啊哈"时刻？

确定今后你会有哪些变化

第四章

高效的秘诀：超级大脑的记忆力

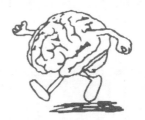

良好的记忆力是一种宝贵的技能。你每天都要接受这方面的考验：你听到了什么，读过哪些内容，做过什么，遇到的新朋友叫什么名字。令人惊讶的是，我们对记忆知之甚少。我们当中许多人都希望增强自己的记忆力，这毫不奇怪。

如果我让你记住写有 15 个项目的列表，然后按顺序背诵，你会记住多少？大多数人告诉我能记住 5~10 项内容。

假设我在一次聚会上向你介绍了我的 15 个朋友，你会记得他们当中多少人的名字？对这个问题，人们的信心要低得多——有些人预测一个名字也记不住。

你的记忆力比你想象的还好

有没有一种气味又使你想起了某个特定时间和某个特定地方？突然间，你以生动的细节回忆起过去的一段对话或一个情景。在适当的条件下，你的陈述性记忆力是极好的。

进一步增强记忆力

如第一章所述，改善大脑整体健康会增强大脑的所有功能，而记忆便是其中的一个功能。使硬件升级，软件才会更好地工作。

把记忆理解为一个过程，运用最好的记忆技巧。

在接下来的几页中，我们将记忆作为一个过程来加以探讨，向你介绍最佳技巧，帮助你记住列表、名称和阅读过的所有内容。

首先，让我们先来评估你当前的记忆力状态。

练习：记忆力测试

用几分钟时间记住下方的 15 项内容。

准备好后，把书翻过来，按顺序把 15 项内容写下来。

1. 时钟
2. 柠檬
3. 书
4. 咖啡
5. 足球
6. 计算机
7. 火灾
8. 鸡
9. 吉他
10. 冰
11. 船
12. 葡萄酒

13. 汽车

14. 钢笔

15. 大脑

记忆进程：高效的储备过程

你的记忆力只在三个环节过程的最后一个环节受到检验。回想不起来，并不一定意味着你的记忆力很差。这可能仅仅意味着你在第一环节与第二环节做得不好。

记忆进程

编码	存储	检索

就像在计算机上创建与保存文档或文件一样。

创建	保存	查找

如果你创建并保存一个文件，通过搜索很容易找到它。但是，如果你从未创建或者没有保存文件，你就永远不会找到它。记忆也是如此。要想改进第三环节，则首先需要改进第一环节与第二环节。

改进环节：高效的加速

环节一：编码／创建文件

你是否经常在认识新朋友后，立即就忘记他们的名字？问题不是出在你的记忆力上，而是出在你的注意力上。其实只要你想记住，便可以记住，就这么简单。你还可以通过冥想修炼来增强自己的注意力。

环节二：存储／保存文件

这是记忆过程中最活跃的部分，也最有潜力可挖。存储记忆的最佳方法是：

■ **重复**：重复有助于记忆；记忆通过强化变得更强。

■ **联想**：通过联想学习，根据已经知道的内容吸收新信息。

■ **形象化**：要发挥想象力，尤其是图像的作用。

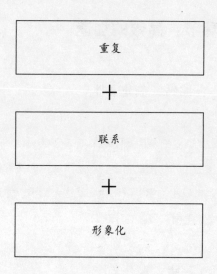

环节三：回想／查找文件

如果第一环节与第二环节做得到位，第三环节就很容易了。你肯定会记住要记的内容。

现在就让我们来探讨如何使用特定记忆技巧来帮助你记住列表、名称和阅读过的所有内容。

创建列表：高效的塑造

想象一下走进你的卧室。如果我让你说出在你左侧看到的第一件家具名称，你能说出来吗？你能告诉我还有什么家具吗？肯定没问题。

这就是记忆冠军经常使用的最强大记忆术之一——"记忆宫殿"（memory palace）的基础。宫殿记忆术运用已知内容（家里的布局）来帮助你记忆未知内容（例如，前文中的 15 个项目）。

练习：记忆宫殿

创建你的记忆宫殿

1. 取一支笔和一张纸。
2. 确定你要使用的房间（例如，卧室、客厅或厨房）。
3. 在纸上画出房间的鸟瞰图。

---

4. 确定在房间里走动的路线（例如，从门进去，按顺时针方向行走）。

5. 确定房间周围的15个位置（如家具），然后依次通过。

6. 在房间示意图上，为房间里的相关家具或明显标志写上数字（1~15）。

例如，在下面的房间里顺时针方向走动：

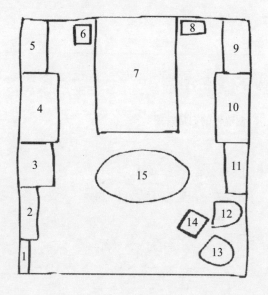

记住你的记忆宫殿

为了记住你的记忆宫殿，闭上眼睛，想象沿着正确的方向在自己的房间里走动，然后确定是否正确地识别了每个记忆点（1~15）。完成后，试着从后往前走。一定要按顺序确定出每个记忆点。

记住 15 个物品名称

为了记住写有 15 个物品名称的列表，现在你可以想象记忆宫殿 15 个连续点上的每一个物品。例如，列表中的第一个物品是时钟。闭上眼睛，想象一下走进自己的记忆宫殿；走到第一个记忆点（比如客厅里的桌子），想象桌子上有一个钟；然后走到记忆宫殿的第二个记忆点，把第二个物品放在列表上（一个柠檬）；继续走下去，直到你把 15 个物品名称按正确顺序写在房间里 15 个记忆点的清单上。

■ **使图像尽可能丰富生动**。图像大，明亮，色彩丰富。发挥想象力，使图像显得怪异、滑稽，具有卡通风格。

125

■ **运用所有的感官。**你运用的感官越多，大脑就越活跃，你的"记忆痕迹"就越容易被记住。你能听到时钟滴答作响吗？也许你能听到警报声？

现在回到上述物品列表上，用你的记忆宫殿记住每一件物品。

回想列表上的物品

为了回想起列表上的物品，你所要做的就是想象一下走过自己的记忆宫殿，你会看到每一个记忆点上的物品。准备好以后，把书翻过来，努力回想列表上的内容。

这次记忆列表时你注意到了什么吗？使用图像和记忆宫殿有帮助吗？哪些项目最容易创建图像，这对你的回忆有何影响？这可能与声音、气味或其他感觉有关，是否有帮助？

练习：记住一副扑克牌

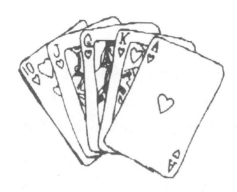

如果你准备挑战，就用"记忆宫殿"记忆一副洗过的牌：

1. 将你的宫殿扩展到 52 个地方，为此你需要多个房间。例如，休息室 1~20、厨房 21~40、卧室 41~50 和浴室 51~52。

2. 为每张牌创建一个特定图像。我为每张牌（从 A 到王）创建了一个图像，然后更改图像使其表示不同的四套牌。例如，我把方片 3 (three)

做成圣诞树 (tree)，而含有"闪亮"(sparkly)

之意，是因为方片牌在英文中是"diamond"

（也有"钻石"之意）。

3. 记住新记忆宫殿周围的每张牌。如果每副牌

　　的第一张牌是方片 3，我会想象自己走进记

　　忆宫殿，在第一个地方放上一棵圣诞树。以

　　此类推……

记住名字：高效的窍门

这种情况似乎只发生在记忆名字上，但是我们听到一个词后几秒钟就会将其忘记，着实令人吃惊。当人们做自我介绍时，我们的大脑似乎发生了一些奇怪的事情。我们暂时丧失了注意力，没能够将对方的名字记住。

我至今还记得当年在伦敦临床催眠学院学习的情景。学院为不同的学习单元配备了不同的讲师，因此我们经常被介绍给不熟悉的面孔。有一天，我走进教室时，里面已经挤满了同学，前面是一位讲师。我们后来知道她是安娜博士。

签完名后我就坐了下来。在当天其余的时间里，凡是提问或发表评论的学生都是按名字来称呼的。让我们没有想到的是，安娜博士在我们签到的时候观察了我们每个人，并记住了所有人的名字——我们有 20 多个人。这一幕给我留下了深刻印象，至今记忆犹新。

记住别人的名字是一种颇受重视的本领，因为它表明

你很在意别人，充分关注他们。法国哲学家西蒙·威尔
(Simone Weil) 说过："关注是一种最珍贵、最纯粹的
慷慨。"

记住人们的名字

■ **注意倾听。**在别人将自己的名字告诉你的那一刻，
一定要注意倾听。这意味着人即在场，全神贯注，
决意要记住对方的名字。

■ **重复名字。**尽快向对方重复他们的名字，最好立即
这样做（"我是约翰"；"你好，约翰"）。重复
提高了记忆效果，首先迫使你加以注意。

■ **创建一个以某种方式代表对方名字的图像。**这是对
方名字真正被人牢记不忘的原因。可以使用比喻，
或者想出一个更贴近原名的表示方法。你可以把名
字的第一个字母组合起来，或者选择代表名字的发
音，也可以把它和某个名人或者你认识的人联系起
来，尽可能积极地发挥你的想象力——越滑稽越好。

从现在开始练习。下次你去参加活动、聚会，或者在任何认识新朋友的场合下，把它当作一次练习。一定要问别人的名字，记住他们。你应该成为一个能够记住每个人名字的人。

阅读记忆：高效的提升

你是否有过这样的经历：读过一本书或一篇文章后，因为几乎不记得具体内容而无法向别人解释？如果你想记住更多读过的内容，只开始阅读还不够，还要让你的大脑处于适当的状态，然后帮助它"识文断义"。

我读得不快。我理解得快。

——艾萨克·阿西莫夫（Issac Asimov），作家

SQRQS 记忆法

记忆所读内容的五步过程有一个很容记住的缩略名称：SQRQS 记忆法。这个简单过程很少需要额外时间，但会大幅度提高你的记忆效果。

第一步：浏览（scan）

正式开始阅读之前，浏览文本。了解文本长度以及内容陈述方式，这能使你全面了解阅读过程用时多长，并有

几秒钟的凝神专注时间。

第二步：问题（question）

现在问问自己："在这方面你已经知道什么？还想了解些什么？"这有助于你建立一个上下文情景，掌握文本意义。记住，你的学习方式是将新信息与已知的内容联系起来。

第三步：阅读（read）

现在阅读文本。如果你在前后两部分之间停顿片刻，记忆效果会更好一些。

第四步：问题（question）

放下文本，自我测试。你具体记得什么内容？你如何向别人解释？你觉得怎么样？有没有不同意的地方？检验记忆效果固然重要，但回答这些问题也能帮助你掌握文本意义。

第五步：浏览

最后浏览一次。前四个步骤完成后，就记住了对你而言很重要的内容。如果第四步突显出你没有记住却想记住的内容，那么最后浏览一次便会填补上这个空白。

练习：SQRQS 记忆法

现在开始练习。每个字母代表什么？每个步骤意味着什么？

小结：记忆进程优化高效

信息过剩，注意力不足，这意味着你需要加强记忆。你的记忆好比是一块肌肉，通过训练与练习，你会对它的强化速度印象深刻。

建议你要养成记住的习惯。

回顾

- 记忆过程的 3 个环节是什么？

- 改善记忆效果的最佳方法是什么？

- 记忆宫殿里的 15 个记忆点是什么？

- 列表上的 15 个物品名称是什么？

- 以后你会如何更好地记住别人的名字？

- 帮助你记住所读内容的五字母缩略记忆法具体指的是什么？每个字母代表什么？

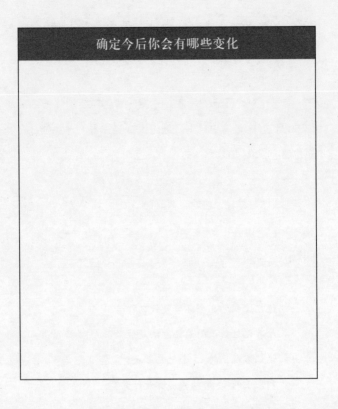

确定今后你会有哪些变化

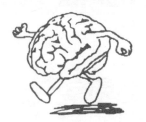

你可能意识到冥想越来越流行，尤其是正念修炼。管理人员利用它来增强注意力，学生们利用它来帮助应对考试压力，运动员利用它在竞争中取得优势。

冥想与正念仍然受到误解和怀疑的困扰。有些术语的含义模棱两可，具体做法往往表现得毫无益处。当有人首次向我介绍冥想法时，我拒绝了它，因为我觉得自己不需要它。我没有感到压力，没有感到需要指导，我还有更好的事情要做，而不想双腿交叉静坐在那里。

后来我在催眠上的切身经历以及我对神经科学的了解，使得我从生理与认知的角度重新看待冥想，而不是从精神的角度来看待。一切全都改变了。我现在定期练习冥想，借此集中精力更好地梳理自己的思想；我认为它是最好的大脑训练形式。

我会用一种更容易理解或更有益的方式来阐述冥想法，希望这能够鼓励你去发现它会给你带来的感受。

冥想状态：为高效集中意念

尽管对冥想的解释常常显得模糊不清，其实它不过是两种我们非常熟悉的状态组合：

冥想

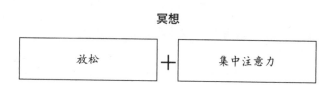

冥想不仅仅是简单的放松，还涉及注意力的一种有意识的具体运用。它是一种在意念集中、心无旁骛的状态下的修炼形式。在这里，我们探讨两种类型的冥想：正念与专注冥想。

正念和专注冥想

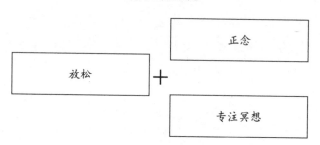

正念

■ **正念**：将自己的意识集中在当下时刻，同时冷静地
认识、接受自己的思想、感受与身体感觉。

正念有时被称为"开放的监控"。它是一种将非判断
性注意力转移到当下时刻的修炼形式。排除杂念，认识并
接受你所注意到的一切。

专注冥想

■ **专注冥想**：把你的意识集中在一件事上，比如数
着自己的呼吸次数，把注意力集中在单一的精神
活动上。

与正念不同，专注冥想是一种将所有注意力集中在一
件事情上的修炼形式。专注冥想在身体上感觉类似于正念，
运用注意力的方式却截然不同。

打个比方，想象自己走进图书馆：

■ **正念**：正念可以描述为意识到图书馆中的所有书籍，注意环境、温度、气味和图书馆噪音的练习。不被任何一本书所吸引，认识你所注意到的一切，并接受自己的感受。

■ **专注冥想**：相反，专注冥想可以形容为特意挑选一本书，并开始阅读。当你沉浸在这一活动中时，意念不受任何干扰，进入一种专注禅定状态。

冥想的两种形式都不是清空意念的修炼活动。你不需要采取特定的坐姿，或穿着特定的衣服。它不必是一种精神上的修行，也不需要因享受这些益处而感到压力。

如果你还没有任何正念或专注冥想的修炼经验，尽管放心，修炼起来都比较容易。

正念冥想：凝神于当下

第一次开始正念修炼时，从细微之处做起，只尝试几分钟时间。不要急于分析你是否做得对。即使只需花几分钟时间凝神专注于当下，也能带来真正的益处。

我建议从渐进式放松练习开始，如前所述。许多正念修炼者并不认为这是必要的第一步，但这是一个很好的开端。因为当你放松身体时，内心便会开始平静下来，这有助于集中注意力。

练习：听觉正念

1. 放松身体片刻，闭上眼睛。

2. 密切注意你能听到的一切。

3. 注意你周围所有不同的声音。

4. 如果走神了，没关系，只要将注意力重新集中在你能听到的声音上即可。

5. 用 5 到 10 分钟或更长时间做完这项练习。当你想结束的时候，在自己掌握的时间内睁开眼睛。

练习：简单的正念冥想

1. 放松身体，闭上眼睛。

2. 进一步专注于自己的身体状态，注意呼吸和腹部的起伏；注意脚下的地板以及任何其他身体感觉，比如接触皮肤的衣服。

3. 注意周围的声音。不要试图把它们排除在外，只需注意即可。

4. 注意你的感受。不要试图改变任何事情，只要平静地认识并接受你所注意到的一切。

5. 如果走神了，没关系，只需把注意力重新集中在身体或呼吸上即可。

6. 不必为"清除杂念"而担心，只要接纳出现的任何事物即可。

7. 用 5 到 10 分钟或更长时间做完这项练习。

要获得引导录音，请访问网站：www.brain-workshops.co.uk/ brainbook ，或尝试"顶空"正念软件。

专注冥想：注意呼吸

专注冥想需专注于一件事情。做这个练习时，要注意你的呼吸过程。我再次建议从渐进式放松练习开始，因为这有助于集中注意力。

练习：专注冥想

1. 放松身体，闭上眼睛。

2. 注意呼吸。专注于胸部的起伏或者空气进出身体的过程。

3. 自己掌握时间，开始默默地记数呼吸次数。只有在呼气时才算，从 1 数到 21。然后再重新计数，从 1 开始，以 21 为周期单位。把注意力集中在呼吸上。

4. 如果走神了，没关系，把注意力重新集中在呼吸和计数上即可。

5. 至少计数一个完整的周期，不漏掉计数，不走神。

6. 想要结束时，在自己掌握的时间内睁开眼睛。

如想获得引导录音，请访问网址：www.brain-workshops.co.uk/brainbook。

衡量结果：围绕超级大脑

你注意到了不同类型的冥想吗？你觉得其中一个比另一个更难吗？你更喜欢哪一个？

我觉得它们能带来立竿见影的不同益处。正念增强了我的意识与存在感，我发现它能使人平静下来。有声正念练习有时会产生一些特殊状态，我只能将这些状态同我在催眠最深阶段经历的状态相比较。

另一方面，我认为专注冥想也是增强注意力训练的一种形式，就像去脑力健身房一样。通过这种方式的训练，我感觉注意力得到了增强，从而可以更好地集中注意力。

我知道这些都是非常主观的印象，所以让我们在此简要地了解一下冥想带来的一些可以衡量的益处。你会记得神经系统可从三个方面加以描述——生理、情绪以及思维。冥想对每一方面均有益处。

生理益处

冥想能帮助你促进身体健康与身体机能。发表在《心身医学杂志》（*Journal of Psychoso-matic Medicine*）上的一项研究报告称，冥想在为期 8 周的临床训练计划后改善了免疫功能。[52] 另一项研究发现，冥想修炼者在仅仅 6 个疗程后便减轻了失眠和疲劳的程度。[53] 这主要归功于冥想的放松练习。

情感益处

冥想有助于你调节情绪，让你觉得更具控制力。斯坦福大学的神经学家发现，那些只修炼冥想 8 周的人士能够降低扁桃体 * 的反应活性 [54]。其他研究者发现，冥想会导致颞顶联合区（TPJ）* 增大。[55] TPJ 与移情、态度与同情心有关。所以，冥想也能使你成为一个更好的人。

---

* 扁桃体：此处的扁桃体是大脑中触发焦虑反应的那部分组织。

* 颞顶联合区：这部分区域是大脑中负责处理视觉和触觉信号、从内耳发来的平衡与空间信息，以及关节、肌腱、肌肉传递的感觉信号。

认知益处

冥想会像肌肉一样增强你的注意力。英国利物浦约翰摩尔斯大学的研究人员发现，冥想修炼者在所有的注意力测量当中均占有明显优势。[56] 冥想甚至被证明能使同注意力相关的大脑区域变厚。[57]

令人震惊的是，这样一个看似简单的活动居然能带来如此多种多样的益处。现在你知道该怎么做了。

小结：冥想状态调整高效

我已经将正念与专注冥想解释为可包括在日常健康养生法（比如刷牙）中的修炼活动。这样的修炼活动开展得越多，就越会增强注意力。

我也鼓励你将其培养成自己的行为。不要只修炼正念，更要处处留意。留意鸟儿的啼叫声，留意散步时皮肤接触的空气，在桌旁坐下后留意咖啡的气味和味道。集中意念，减少分心，这并不是一次修炼结束后就应该停止的事情。

回顾

- 冥想的两个组成部分是什么？
- 正念练习包括哪些内容？
- 专注冥想练习包括哪些内容？
- 冥想有何益处？

确定今后你会有哪些变化

第六章

高效的挖掘：超级大脑拥有无限潜能

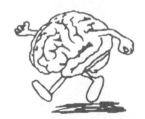

探索超级大脑：发挥大脑的神奇力量

你可能听说过我们只用了 10% 的大脑，这是一个令人费解的统计数字。如果 90% 的大脑没有用过，那么进化肯定会为闲置的细胞与空间找到更好的用途。你确实使用了你的全部大脑，但是考虑到你的大脑有着深不可测的巨大容量，公平地说，你很少接近发挥大脑的全部潜能。大脑能够处理一些我们无法解释的各种事情。

毫无疑问，你熟悉"安慰剂效应"，知道你的大脑如何有助于治愈身体病痛。你的思想不仅能影响你的免疫系统，还有许多其他作用。哈佛大学教授艾伦·兰格（Ellen Langer）已经开展了一些引人入胜的研究，旨在探索尚未开发的大脑资源。

在一个实验中，兰格带着一些 70~80 岁的老人参观修道院一周。在这里，他们周围全都摆放着 20 世纪中期各种旧物品，足以令人遥想当年，比如老照片、老式收音机和旧报纸。他们按照事先的吩咐假装自己又年轻了，把时间全花在谈论自己的青年岁月上，一起缅怀那个时代。

仅仅一周后，这些老人的身体就变得更强壮、更灵活了。他们当中的一些人发现自己的视力得到了改善，认知能力和记忆力也都有所提高。他们开始恢复活力。[58]

在另一项研究中，兰格将一组酒店客房服务员分为两组。一组被告知他们的日常活动水平符合"积极生活方式"的定义，第二组则一无所知。一个月后，第一组患者的腰臀比 * 显著下降，血压下降 10%。[59]

这些研究非常令人振奋，因为它们突显出大脑对我们的身体和经验产生的影响可达到什么程度。在本章中，我

---

* 腰臀比：腰围和臀围的比值，是制定中心性肥胖的重要指标。

们将探讨如何引导运用这一巨大资源，如何引导你的注意力，如何利用内心演练（mental rehearsal ）来提高你的状态与技能，控制你的情绪反应。

引导注意力：指导大脑创造现实

以下是对大脑创造的现实产生影响的两种简单方法：

■ **心存感激**。花点时间想想什么让你快乐，什么让你心存感激，这样可以成为利用时间的重要方式。经常表达感激可以降低你的焦虑程度，进一步促进情感健康、身心健康。[60]

不要太注重目标，记住享受当下时光。"到了……的时候，一切都会好的"，这样的心态会在你的生活停滞不前时，使你难以欣赏你唯一能够充分体验到的一面：当下。花 5 分钟时间想想，让你心存感激的是什么。

■ **挑战消极的或限制性的信念**。作为一个心理医生，我已经看到消极的自我对话在很多人的生活中具有怎样的消磨意志的作用。你的"确认性偏见"意味着如果你对自己有消极看法，就会轻易地找到有关证据；如果你有积极的看法，也会找到有关证据。

正如你的注意力影响了你的经历，你的信念影响了你的认识，所以你与自己交谈的方式对你的经历也有着深刻影响。亨利·福特说过："无论你认为自己行还是认为自己不行，你都是对的。"

注意并监控你的自言自语，如果你有限制性的信念，努力去挑战它们。

发挥想象力：影响大脑内心演练

影响大脑的一个更有效的方式是发挥想象力，有针对性地积极引导大脑。众所周知，运动员通过内心演练来提高成绩，而且也不缺乏有关研究来证实这样做确实有效果。例如，加拿大魁北克主教大学的研究人员发现，只要发挥想象力，运动员的肌肉力量可增加 24%。[61]

为了了解心理意象是如何影响大脑的，哈佛大学的神经学家阿尔瓦罗·帕斯夸尔－莱昂（Alvaro Pascual-Leone）对学习钢琴者的大脑进行了研究。他要求一组学员实际练习一首曲子五天，另一组只是想象练习。两组受试者在涉及实际身体动作的大脑运动皮层区域均显示出类似的变化。[62]

我们使用许多相同的神经回路来想象一个动作，就像实际参与其中一样。你的大脑与身体对你的想象做出反应，就好像它是真实的一样。你可以通过内心演练快速学习各种技能，提高你的效能，改变各种习惯，调节情绪反应。

要使内心演练产生最大的影响，首先必须要有一种放松和专心致志的学习状态。有些人把这种状态称为"自我催眠"。

练习自我催眠：指引大脑思维活动

不，这不包括像鸡一样跳舞。

与我交谈的大多数人最初对催眠缺乏信心。一想到放弃控制以及舞台催眠表演，人们就变得警惕起来。其实人们对于催眠比你想象的更为熟悉。

如果你曾经看一本好本书入了迷，好像直奔目的地而记不得旅途中的任何事情，或者在电影的演职人员名单片头开始滚动的那一刻，你感觉刚刚从"恍惚"状态走出来，可以说你经历了一种催眠状态。催眠只是持续注意力产生的自然结果，通常伴随着身体放松。

自我催眠和冥想的区别

二者的区别在于如何运用自我催眠。冥想与正念是放松身心、集中注意力状态下的修炼活动，它们的益处与这些行为的自然结果相对应：改善生理与情感状态，增强注意力。

自我催眠将这个过程更推进一步，它使这种放松状态与集中注意力用在快速学习上。简而言之，如果你要开始修炼专注冥想，然后在冥想状态下进行一次内心演练，你就是在练习自我催眠。

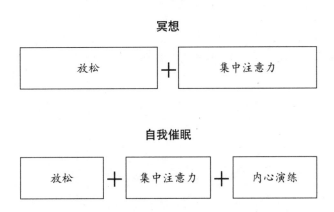

冥想

放松	＋	集中注意力

自我催眠

放松	＋	集中注意力	＋	内心演练

　　你不需要任何人来催眠你，你不会失去控制或意识，自我催眠也不会打开一个潘多拉的压抑创伤盒子。这只是一种简单的全神贯注的状态，如果运用得好，可以帮助你指导自己的思维活动。

练习：自我催眠

1. 闭上眼睛，逐渐放松。

2. 想象你站在楼梯顶部，有10个台阶通向下面。利用这样的心理图像有助于你集中注意力并激发你的想象力。

3. 注意楼梯的细节，融入你所有的感觉。

4. 尽可能多花些时间一步一步走下楼梯。停下来呼气，从10步到数至一步。这会有助于你进一步更放松自己。

5. 到达楼梯底部时，你的头脑变得平静而清晰，处在有利于内心演练的最佳接受状态。

6. 按照接下来几页的说明进行内心演练。

要想获得有声指导录音，请访问网址： www.brainwork-shops.co.uk/brainbook。

开展效果演练：灌输大脑理想行为

为了提高表现水平或技能，应进入自我催眠状态，或者开展完美的活动效果演练。例如，要演练一次现场演示或演讲，首先要演练你想要的出场前的感受：自信、冷静、有备而来；然后想象自己上场的那一天；演练你理想中的效能：你的感觉、你说的话语以及你的姿态。

我运用这一方法为大型培训课程做准备，这有助于我的客户提高他们在工作与运动中的表现，其中包括演讲、采访、马拉松、拳击比赛等各种活动。这就好像内心演练能让理想的行为与技能直接输入到你的大脑中一样。

练习：提高效能

1. 进入自我催眠状态或放松身心，然后闭上眼睛。
2. 演练你的感受。

---

3. 演练理想的行为、效能或技能。沉浸在未来的活动中，想象完美的效能。

4. 演练到最后，在你自己掌握的时间内睁开眼睛。

5. 重复三次。

要使内心演练更加有效，应该采用相关的视角。把活动想象成你参与的实际行为，想象一下"虚拟现实"。从相关的角度来看，内心演练往往更加有效，因为它们有助于你内化掌握特定的行为或技能。相反，一个不相关的视角，会让你从观察者的角度审视自己。

运用你所有的感官

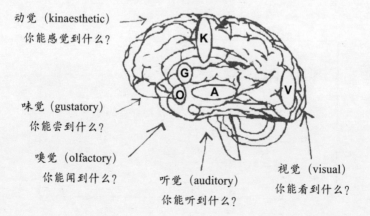

动觉（kinaesthetic）
你能感觉到什么？

味觉（gustatory）
你能尝到什么？

嗅觉（olfactory）
你能闻到什么？

听觉（auditory）
你能听到什么？

视觉（visual）
你能看到什么？

166

运用你所有的感官。尽管内心演练与"形象化"有很密切的联系，如果把你所有的感官都调动起来，内心演练就会产生更佳效果，才能尽最大努力激活你的大脑。

调节情绪反应：控制大脑进入状态

为了抑制焦虑，在内心演练中还需要深度放松身心。

就像演练行为表现一样，你可以通过演练来设计你的情绪反应。内心演练可使你"设计"一种积极的资源状态（如平静或放松），这种状态可由特定事件或者让你感到有压力的情景触发形成。这对于控制或抑制焦虑特别有益。

练习：抑制焦虑的内心演练

1. 进入自我催眠状态，或放松并闭上眼睛。

2. 形成"资源状态"（放松）。发挥想象力，从你的记忆中汲取素材。越想减少焦虑反应，在这个阶段就越需要放松身心。

3. 仍然感觉到上述资源状态，现在想象一下你希望保持冷静的未来情景。这样就可以将放松状态与未来情景联系起来。

> 4. 一直演练到最后，接着在你自己掌握的时间
>   内睁开眼睛。
> 5. 重复三次。

如果你害怕乘坐飞机，或者担心考试，可采用这种方法。首先，进入深度放松状态。给身体腾出放松的时间，从你感到特别放松的特定记忆中汲取素材。保持这种放松状态，想象一下经过有关的各个环节。对于乘机旅行，你可以想象前往机场、通过安检、登上飞机、空中可能遇到湍流，然后到达目的地等各个环节。

你的身体会将此刻的放松状态与想象中的旅程所有地点对应起来，从而决定着沿途每一处的放松状态。这种方法帮助过我的客户消除恐惧，管理严重的表现焦虑，因为它能够使他们调节自己的情绪反应。

你有能力控制自己的大脑，而不是外部事件。认识到这一点，你就会找到力量。

——马尔克·奥列里乌斯（Marcus Aurelius），

罗马皇帝（公元 161~180 年）

小结：探索超级大脑激活高效

你现在知道如何催眠自己，也知道如何运用最有价值的方法通过内心演练来为大脑编程，丰富自己的经验。这些方法的应用仅受想象力的限制。

回顾

- 引导注意力的两种简单方法是什么？

- 如何进入自我催眠状态，你能用它做什么？

- 如何利用内心演练心来提高你的效能？

- 在进行有效的内心演练时，有哪些注意事项？

- 如何通过内心演练来调节你的情绪或抑制焦虑？

确定今后你会有哪些变化

要点回顾

高效的起点：从超级大脑开始

■ 改善大脑健康的 5 个关键环节是：压力、运动、营养、睡眠和经验。

■ 压力：调节你的神经系统。

■ 运动：通过运动来提高你的效能。

■ 营养：用适当的营养给大脑补充能量。

■ 睡眠：7~9 小时。

■ 经验：不断学习新事物。

高效的保障：超级大脑释放能量

■ 为了更聪明地工作，首先需要考虑自己想要什么。

■ 采用 80/20 定律。

■ 精力充沛时，做最有价值的工作。

■ 增加休息次数，充分利用最后期限。

■ 专心做一件事，消除干扰。

■ 努力改变你本人查看电子邮件的习惯与使用技术产品的方式。

■ 通过清理大脑来保持头脑清醒，思维有条理。

■ 提出更多问题并质疑你的假设。

■ 运用不同思维策略产生更多的想法。

■ 转换到 α 脑波状态，取得"啊哈"时刻。

高效的秘诀：超级大脑的记忆力

■ 记忆是一个过程：编码、存储、检索。

■ 为了改进编码效果，要进一步专注用心。

■ 改进存储记忆效果，运用重复、联想与形象化方法。

■ 通过记忆宫殿来记住列表内容。

■ 通过重复与创造图像来记忆名字。

■ 运用 SQRQS 法记忆阅读过的所有内容。

高效的调整：超级大脑需要冥想

■ 冥想只是放松与集中注意力。

■ 正念涉及非判断意识。

■ 正念有助于调节情绪。

■ 专注冥想只需要专注于一件事。

■ 专注冥想有助于增强注意力。

高效的挖掘：超级大脑拥有无限潜能

■ 练习感激，挑战限制性的信念。

■ 通过内心演练提高你的效能。

■ 通过内心演练调解情绪。

■ 开展相关的内心演练，运用多种感官。

■ 自我催眠有助于使内心演练特别有效。

答案

1. manners-round-tennis   (TABLE)

2. ache-hunter-line   (HEAD)

3. falling-movie-death   (STAR)

4. line-fruit-drunk   (PUNCH)

5. base-straight-dance   (LINE)

6. barrel-root-belly   (BEER)

7. broken-clear-eye   (GLASS)

8. coin-quick-spoon   (SILVER)

9. cracker-union-rabbit   (JACK)

10. note-dive-chair   (HIGH)

后记

我希望你觉得本书很有价值，能引起你的思考，甚至使你行事的方式也发生了变化（微小变化能赢得重大胜利）。了解自己的大脑是最愉快的学习历程之一，要学以致用，不断实验，融会贯通，真正掌握。

更聪明地思考、工作会引出这样一个问题：你是否提高了工作效率，或者有了更多的休息时间？不要着急，多做你喜欢做的事情，并把这些事情看得同你的工作一样重要。夏天早点收工，花更多的时间去户外活动；花更多的时间同朋友、伴侣和孩子在一起；欣赏音乐，读书；做一些让自己兴奋的事情；多去度假。为自己预留时间，然后围绕它做些安排，而不是将顺序颠倒过来。

现在：

花几分钟时间想想：你从本书每一部分中学到了什么？你会在哪些方面有所改变。

现在就开始做一些改变。

3 个月后重读本书，回顾自己的进展情况。

改变不奏效的地方，在成功的基础上再接再厉。

未来的大脑科技

> 未来已经呈现在这里——只是分布得不均匀而已。
>
> ——威廉·吉布森（William Gibson），作家

经颅直流电刺激

经颅直流电刺激（transcranial direct-current stimulation）是一种神经刺激形式，通过安装在头皮上的电极将恒定、低强度直流电施加在大脑特定的部位。美国 HRL 实验室的研究人员发现，通过经颅直流电刺激，将商业飞行员与军事飞行员的大脑活动传给新飞行员时，接受大脑刺激的受试新飞行员的驾机能力有了进一步提高。以这种方式"窃取"行为技能与认知能力具有重大意义。不久，你就可以使自己的大脑快速进入高效能状态。

双耳节拍频率

你会记得，大脑的不同状态对应于不同的脑波频率。

双耳节拍频率（binaural beat frequencies）涉及向大脑播放低频声音，促使它改变状态。由于大脑只能感知频率高于20Hz的声音，双耳节拍通过耳机欺骗大脑，使之感受到更低的频率，从而促使大脑状态发生变化。双耳节拍背后的理论是：如果播放的脑波频率在8Hz至12Hz之间，就会同步达到或"搭上"α脑波状态。

神经反馈

神经反馈运用脑电图实时反馈出大脑的功能状态。随着技术的发展，以及脑电图设备的价格越来越便宜，体积越来越小，将来可以运用它们来更好地调控大脑功能，最终改善你的脑力状态。

可穿戴的科技产品

用不了多久，可穿戴的技术产品就不仅仅用来跟踪记录你走了多少步，另外还有许多其他功能。水化作用、血糖、心电图记录数据以及心率等可变数据，将会构成我们量化个体的丰富内涵，帮助管理我们的能量水平，改善我们的生活方式。如果我们有意识运用这些设备，明智地跟踪那些重要的数据，就可以极大地促进我们的健康、福祉，提升我们的人生经验。

一个令人激动的时代即将来临。

致谢

首先感谢父母的厚爱与支持。

感谢克莱尔为我分忧助力。

我要感谢的热心友人包括朱迪·戈德伯格（Judy Goldberge）、菲尔·麦克林（Faye Mc Lean）、凯特·格雷（Kat Grey）、妮娜·斯约伦德（Nina Sjolund）、斯泰西·奥哈根（Stacy O'Hagen）、佩特拉·卡里尼兹（Patra Kalynycz）、阿里·杰曼（Ali Germain）、路易莎·弗勒尔（Louisa Fryer）、科伦萨·詹宁斯（Kerensa Jennings）、简·桑德斯（Jane Saunders）、伊姆兰·拉赫曼（Imran Rehman）、亚当·斯普拉克林（Adam Sprackling）、杰克·杜宾斯（Jake Dubbings）、马特·韦伯斯特（Matt Webster）、克里斯·兰斯福德（Chris Ransford）、卡洛斯·米斯特里（Carlos Mistry）、戴维·萨尔（David Sale）。

感谢尼基·穆林（Niki Mullin）、萨拉·怀尔德（Sarah Wild）、卡洛琳·李（Caroline Li）、马丁·刘（Martin Liu），以及 LID 出版公司的所有员工，在他们的帮助下本书才得以顺利出版。

参考文献

1. Liston, C., McEwen, B. S., and Casey, B. (2009). Psychosocial stress reversibly disrupts prefrontal processing and attentional control. *Proceedings of the National Academy of Sciences of the United States of America* 106 (3), 912–917.

2. Ratey, John J. Hagerman E. Spark : The revolutionary new science of exercise and the brain. Little, Brown and Company; 2007.

3. Blondell, SJ, Hammersley-Mather, R, Veerman, J. L. Does physical activity prevent cognitive decline and dementia?: A systematic review and metaanalysis of longitudinal studies. *BMC Public Health* 2014; 14: 510.

4. Sofi, F, Cesari, F, et al. Adherence to Mediterranean diet and health status: meta-analysis. BMJ 2008; 337.

5. Scarmeas, N, Stern, Y, et al. Mediterranean Diet, Alzheimer Disease, and Vascular Mediation. *Archives of Neu-rology* 2006; 63(12): 1709-1717.

6. Adan A. Cognitive performance and dehydration. *Journal of the American College of Nutrition* 2012; 31:71-78.

7. Reger, M, Henderson, S, et al. Effects of ß-hydroxybutyrate on cognition in memory-impaired adults. *Neurobiology of Ageing* 2004; 25(3): 311-314.

8. Weiser, MJ, Butt, CM, Mohajeri, MH. Docosahexaenoic Acid and Cognition throughout the Lifespan. *Nutrients* 2016, 8(2): 99.

9. Engelhart, M, Geerlings, M, et al. Dietary intake of antioxidants and risk of Alzheimer's disease. *The Journal of the American Medical Association* 2002; 287(24): 3223-3229.

10. Presse, N, Shatenstein, B et al. Low Vitamin K Intakes in Community-Dwelling Elders at an Early Stage of Alzheimer's Disease. *Journal of the American Dietetic Association* 2008; 108(12) : 2095-2099.

11. Hasselmo, M. E. The Role of Acetylcholine in Learning and Memory. *Current Opinion in Neurobiology* 2006;16(6), 710–715.

12. Gao, S, Jin, Y, et al. Selenium Level and Cognitive Function in Rural Elderly Chinese. *American Journal of Epidemiology* 2007; 165(8): 955-965.

13. Pan, E, Zhang, X, et al. Vesicular zinc promotes presynaptic and inhibits postsynaptic long term potentiation of mossy fiber-CA3 synapse. *Neuron* 2011; 71(6):1116-1126.

14. von Arnim, C, Herbolsheimer, F, et al. Dietary Antioxidants and Dementia in a Population-Based Case-Control Study among Older People in South Germany. *Journal of Alzheimer's Disease* 2012; JAD 31(4):717-24.

15. Hucklenbroich, J, Klein, R, et al. Aromatic-turmerone induces neural stem cell proliferation in vitro and in vivo. *Stem Cell Research & Therapy* 2014; 5(4): 100 DOI:

10.1186/scrt500

16. Valls-Pedret C, Sala-Vila A et al. Mediterranean Diet and Age-Related Cognitive Decline : A Randomized Clinical Trial. *JAMA Internal Medicine* 2015; 175(7):1094-1103.

17. Katergaris N, Dufficy L et al. Green tea catechins as neuroprotective agents : systematic review of the literature in animal pre-clinical trials. *Advances in Food Technology and Nutritional Sciences* 2015; 1(2): 48-57.

18. Willette, A, Bendlin, B, et al. Association of Insulin Resistance With Cerebral Glucose Uptake in Late Middle–Aged Adults at Risk for Alzheimer Disease. *JAMA Neurology* 2015; DOI: 10.1001.

19. Molten, R, Barnard, R, et al. A high-fat, refined sugar diet reduces hippocampal brain-derived neurotrophic factor, neuronal plasticity, and learning. *Neuroscience* 2002; 112(4):803-14.

20. Kiraly, S, Kiraly, M, et al. Vitamin D as a neuroactive substance: review. *ScientificWorld Journal* 2006; January 26; 6: 125–139.

21. Martin, B, Attson, MP, Maudsley, S. Caloric restriction and intermittent fasting: Two potential diets for successful brain aging. *Ageing Research Reviews* 2006; 5(3): 332–353.

22. Figures obtained under Freedom of Information legislation from the NHS Business Services Authority, by the Co-operative Pharmacy.

23. *Energy Drink Sales Set to Reach £1 Billion*. Mintel. August 2005.

24. Hirshkowitz, M, Whiton, K, et al. National Sleep Foundation's sleep time duration recommendations: methodology and results summary. *Sleep Health* 2015; 1(1):40-43.

25. Alhola, P, Polo-Kantola, P. Sleep deprivation: Impact on cognitive performance. *Neuropsychiatric Disease and Treatment* 2007; 3(5): 553–567.

26. Van Dongen, H, Maislin, G, et al. The cumulative cost of additional wakefulness : dose-response effects on neurobehavioral functions and sleep physiology from chronic sleep restriction and total sleep deprivation. *Sleep* 2003; 15;26(2):117-26.

27. Sexton, CE, Storsve, AB et al. Poor sleep quality is associated with increased cortical atrophy in community-dwelling adults. *Neurology* 2014; 83(11): 967–973.

28. Sadigh-Eteghad, S, Sabermarouf, B, et al. Amyloid-beta: a crucial factor in Alzheimer's disease. *Medical Principles and Practice* 2015; 24:1-10.

29. Rosekind, M, Smith, R, et al. Alertness management: strategic naps in operational settings. *Journal of Sleep Research* 1995; Dec;4(S2):62-66.

30. Eagleman, D. *The Brain: The Story of You*. Canongate Books; 2015.

31. Maguire, E, Woollett, K, Spiers, H. London taxi drivers and bus drivers: a structural MRI and neuropsycholog-ical analysis. *Hippocampus* 2006;16(12):1091-101.

32. Marian, V, Shook, A. The Cognitive Benefits of Being

Bilingual. Cerebrum : *The Dana Forum on Brain Science*; 2012;13.

33. Gaser, C, Schlaug, G. Brain Structures Differ between Musicians and Non-Musicians. *The Journal of Neuroscience* 2003; 23(27): 9240-9245.

34. Forgeard, M, Winner, E et al. Practicing a Musical Instrument in Childhood is Associated with Enhanced Verbal Ability and Nonverbal Reasoning. *PLoS ONE* 2008; 3(10): e3566. doi:10.1371/journal.pone.0003566

35. Scholz, J, Klein, MC, et al. Training induces changes in white matter architecture. *Nature Neuroscience* 2009 ; 12(11):1370-1371.

36. Chapman, S. Hours of labour, *Economic Journal* 1909; 19: 353-373.

37. Ferris, T. *The 4-Hour Work Week: Escape 9-5, Live Anywhere, and Join the New Rich*. Crown Publishing Group; 2007.

38. Rubinstein, J, Meyer, D, Evans, J. Executive Control of Cognitive Processes in Task Switching. *Journal of Experimental Psychology: Human Perception and Performance* 2001; 27(4): 763-797.

39. Rogers, R, Monsell, S, et al. Depth of processing and the retention of words in episodic memory. *Journal of Experimental Psychology* 1995; General 124(2): 207 - 231.

40. Sanbonmatsu, D, Strayer, D, et al. Who Multi-Tasks and Why? Multi-Tasking Ability, Perceived Multi-Tasking Ability, Impulsivity, and Sensation Seeking. *PLoS ONE*

2013; 8(1): e54402. doi:10.1371/journal.pone.0054402.

41. Janssen, C, Gould, S, et al. Integrating knowledge of multitasking and interruptions across different perspectives and research methods. *International Journal of Human-Computer Studies* 2015; 79: 1-5.

42. Mark, G, Gudith, D, Klocke U. The cost of interrupted work: more speed and stress. *CHI '08 Proceedings of the SIGCHI Conference on Human Factors in Computing Systems* 2008: 107-110.

43. Meeker, M, Wu, *L. Kleiner Perkins Caufield & Byers's annual Internet Trends report*; 2013.

44. Loh, K, Kanai, R. Higher Media Multi-Tasking Activity Is Associated with Smaller Gray-Matter Density in the Anterior Cingulate Cortex. *PLoS ONE* 2014; 9(9): e106698. doi:10.1371/journal.pone.0106698.

45. Allen, *D. Getting Things Done: The Art of Stress-Free Productivity* (2 ed.). Penguin Books; 2015.

46. Jarosz, A, Colflesh, G, Wiley, J. Uncorking the muse: Alcohol intoxication facilitates creative problem solving. *Consciousness and Cognition* 2012; 21(1): 487-493.

47. Oppezzo, M, Schwartz, D. Give Your Ideas Some Legs: The Positive Effect of Walking on Creative Thinking. *Journal of Experimental Psychology: Learning, Memory, and Cognition* 2014; 40(4): 1142-1152.

48. Jung-Beeman M, Bowden EM, Haberman J, Frymiare JL, Arambel-Liu S, Greenblatt R, et al. Neural Activity When People Solve Verbal Problems with Insight. *PLoS Biology*

2004 2(4): e97.

49. Fink, A, Benedek, M. EEG alpha power and creative ideation. *Neuroscience and Biobehavioral Reviews* 2014; 44(100):111-123.

50. Capurso, V, Fabbro, F, Crescentini, C. Mindful creativity: the influence of mindfulness meditation on creative thinking. *Frontiers in Psychology* 2013; 4:1020.

51. Wieth, MB, Zacks R. Time of day effects on problem solving: When the nonoptimal is optimal. *Thinking & Reasoning* 2011; Vol: 17(4).

52. Davidson, R, Kabat-Zinn, J et al. Alterations in brain and immune function produced by mindfulness meditation. *Psychosomatic Medicine* 2003; Jul-Aug; 65(4): 564-570.

53. Black, D, O'Reilly, G, et al. Mindfulness Meditation and Improvement in Sleep Quality and Daytime Impairment Among Older Adults With Sleep Disturbances. *JAMA Internal Medicine* 2015;175(4):494-501.

54. Goldin, PR, Gross, JJ. Effects of mindfulness-based stress reduction (MBSR) on emotion regulation in social anxiety disorder. *Emotion* 2010:10(1): 83-91.

55. Hölzel, BK, CarmodyJ et al. Mindfulness practice leads to increases in regional brain grey matter density. *Psychiatry Research* 2011:191(1): 36-43.

56. Moore, A, Malinowski, P. Meditation, mindfulness and cognitive flexibility.*Consciousness and Cognition* 2009; Mar;18(1):176-86.

57. Lazar, S, Kerr, C.Meditation experience is associated with

increased cortical thickness. *Neuroreport* 2005; 16(17), 1893–1897.

58. Langer, Ellen J. *Counter clockwise: mindful health and the power of possibility*. New York: Ballantine Books; 2009.

59. Crum, A, Langer, E. Mind-Set Matters. Exercise and the Placebo Effect. *Psychological Science* 2007; Febru-ary, 18(2): 165-171.

60. Emmons, R, McCullough, M. Counting blessings versus burdens: an experimental investigation of gratitude and subjective well-being in daily life. *The Journal of Personality and Social Psychology* 2003; Feb, 84(2): 377-89.

61. Shackell EM, Standing LG. Mind over matter: mental training increases physical strength. *North American Journal of Psychology* 2007; 9:189-200.

62. Pascual-Leone, A, Nguyet, D et al. Modulation of muscle responses evoked by transcranial magnetic stimulation during the acquisition of new fine motor skills. *Journal of Neurophysiology* 1995; Sep;74(3):1037-45.

63. Choe, J, Coffman BA, Bergstedt, DT, Ziegler, M, Phillips, ME. Transcranial direct current stimulation modulates neuronal activity and learning in pilot training. *Frontiers in Human Neuroscience* 2016; 9 February.

脑力赋能

NOTE